製剤開発、品質・プロセス管理のための

赤外・ラマンスペクトル測定法

テラヘルツ〜近赤外光、ラマン散乱光を活用する

監修 坂本 知昭 国立医薬品食品衛生研究所

Spectroscopy in pharmaceutical development process and manufacturing process quality control

じほう

序文

　近年の ICH Q トリオに代表される医薬品品質の国際調和や医薬品製造のグローバル化の流れの中で，特に，製剤開発における品質特性の深い理解，また製造工程における品質特性解析・評価においては，試料の前処理が不要であり，迅速に測定が完了し，工程の状態をリアルタイムに評価する手法の導入が望まれた。こうした医薬品品質の国際動向を背景として，非破壊・非接触測定が可能な分光法への期待が高まった。また，国際標準 GMP との国際整合化に向けた原料の全数受入れ試験の実施など，懸念される品質管理業務の煩雑化への対応策として，現場使用を目的とした小型（簡易型）の分光装置の導入も検討されている。このように，製剤開発をはじめとして，品質管理，製造工程管理において分光法が注目され，また分析技術として重要な役割を担いつつある。従来から，確認試験などの品質試験法として用いられてきた紫外可視吸光度測定法，赤外吸収スペクトル測定法に加えて，近赤外分光法（近赤外吸収スペクトル測定法）をはじめとした赤外領域の電磁波を用いた分光法，またラマン分光法（ラマンスペクトル測定法）などの散乱光を用いた分光法の活用が進められている。

　工程管理技術や迅速分析装置の導入ニーズに伴い，分析機器メーカーなどからは，既存のものから最近人気を高めている先端的なものまで目的に応じたさまざまな装置のラインナップが発表されている。一方で，異分野で活用されてきた分析技術や新たな分析技術の導入研究も活発に進められており，アカデミアを中心に製薬分野における適用性に関する学会発表，論文発表も見受けられている。

　筆者らは，しばしば学会等の場で，どのような分析技術が工程管理や目的とする物性評価に適切であるか，また，どのように分析条件の設定および最適化を行えばよいか，というご質問を受けることがある。話を聞くと，さまざまな新たな分析技術（装置）の売り込みや学会などでの品質評価技術としての有用性を説かれて興味をもつものの，本格的な導入の検討には至らないことも多いという。装置が高額であり導入する装置の選定に慎重になること，また現行のコンベンショナルな分析装置を用いた承認試験法の設定に基づく品質管理手法に対してコストとベネフィットのバランスが見合うか悩ましいことなどもあるようだが，いざ自身で測定を行ってみると具体的な条件設定あるいは条件の最適化で悩むことが多いことが理由として大きいようである。また，多変量解析法などを用いた分析・評価アプローチの構築ならびに維持（再バリデーション）など導入後の運用における煩雑さなどがこれらの高度分析技術のスムースな導入にネガティブに働くこともあると聞く。今後，懸念される品質管理業務の煩雑化を解消することが期待できるこれらの分析技術を導入するメリットは大きいと思っているものの，いざ導入を本格的に検討する段階になると，このような問題に直面して足踏みをしてしまうのかもしれない。

　筆者らは，医薬品の品質試験，工程管理試験として導入されている，あるいは導入検討が進められている，赤外，近赤外，遠赤外/テラヘルツ分光法，ラマン分光法などの標準化を

目的とした研究班活動〔国立研究開発法人 日本医療研究開発機構（AMED）創薬基盤推進研究事業（JP19ak0101074）および医薬品等規制調和・評価研究事業（JP19mk0101105）〕を行っている。これらの研究班では，先端的分析法の特徴・特性に応じた物性評価，プロセス解析（PAT）のための導入アプローチの提案および先端的分析法を用いた製剤開発工程および連続製造工程評価手法の開発および標準化，あるいは分光法を中心としたPAT導入時の技術要件を抽出し，各先端分析技術の技術要件の整備ならびに医薬品の規格及び試験方法の設定に向けた先端的分析法の評価要件を明確化することを目的としている。これにより，企業側では医薬品の規格及び試験方法の設定に向けた先端的分析法の評価要件を具体的に知ることができる。また，規制当局への情報提供や実践活用に関する連携を行うことで，審査における技術的評価項目及び判断基準の平準化を図り，申請者と規制当局との技術的対話を円滑に進めることが期待できるものと考えている。

このような中，分光法・イメージング法を用いた医薬品分析・評価技術に関するPHARM TECH JAPANへの連載ならびに書籍化へのお話をいただいた。執筆内容としては，主に測定の際の技術情報やトラブルシューティングのための情報に関することが望ましいとのことで，お話を聞く限り，近赤外分光法，ラマン分光法ならびにこれらのイメージング法などにおいて，やはり先端的分析技術の活用に向けてまだまだハードルが高く，測定技術に関する情報の提供がニーズとして多くあるようであった。そこで，製薬分野に明るく，分析化学，分光学，テラヘルツ波科学ならびにレギュラトリーサイエンス分野に精通した専門家らとともに，PHARM TECH JAPANの連載記事ならびに書籍原稿を作成した。執筆を依頼した方々は，知識だけではなく，技術面でも自ら多くの実践経験をもつ第一線で活躍されている研究者あるいは技術者であり，適切なスペクトルを得るためのノウハウばかりではなく，測定者が陥りやすいトラブルやその解決策についても豊富な情報を提供いただいた。本書に記載する内容は，主に執筆者らの実践経験から得たノウハウに基づいており，読者の皆様が実際に測定する際に有用な情報を知ることができると考えている。なお，本書に掲載したデータの一部は，AMED創薬基盤推進研究事業（JP19ak0101074）および医薬品等規制調和・評価研究事業（JP19mk0101105）の研究成果の一部として公表した，PHARM TECH JAPANの連載記事を中心に構成している。各章の概要を以下に示す。

【第1章 赤外スペクトル測定法】
　すでに確認試験などで広く活用されている赤外（中赤外）分光法（赤外吸収スペクトル測定法）（第1章）では，日本薬局方に規定されている前処理法に関する留意点，トラブル例のほか，データの信頼性保証として，日々の品質管理業務における日常点検やバリデーション項目について解説した。

【第2章 ラマンスペクトル測定法】
　第十七改正日本薬局方第二追補で一般試験法として収載され，今後，ますます導入が進められることが期待されるラマン分光法（ラマンスペクトル測定法）（第2章）では，主にラマンスペクトルに影響を与える因子とその対策について解説した。特に，主として原料の受入試験に用いられることの多いハンドヘルド（ハンディー型）ラマン分光器や移動が可能なポータブル分光器，さらには極低波数から基準モードまで広いラマンシフトが測定可能なハ

「製剤開発、品質・プロセス管理のための赤外・ラマンスペクトル測定法」訂正のお知らせ

2022年7月

ご購入いただきました「製剤開発、品質・プロセス管理のための赤外・ラマンスペクトル測定法」(2019年9月発行) におきまして、以下の誤りがございました。ここに訂正させていただきますとともに深くお詫び申し上げます。

刷数	頁数	該当箇所	誤	正
第1刷	1頁	本文 上から2～3行目	…にドイツの天文学者ハーシェルが<u>プリズム</u>に…	…にドイツ生まれのイギリスの天文学者ハーシェルが<u>すだれ（スリット）</u>に…
第1刷	1頁	本文 上から4～6行目	…発見し、<u>赤外線 (Infrared rays)</u> と名付けたことが始まりとされている。その後、1853年にフランスの物理学者アンペールに<u>よって赤外線が可視光線と同じ光であることが示され、1900年にドイツの物理学者プランクによって赤外線に対する理論の基礎が確立された。</u>	…発見し、<u>熱線 (Heat ray)</u> と名付けたことが始まりとされている。その後、1835年にフランスの物理学者アンペールが<u>赤外線 (Infrared ray)</u> と名付けた。1864年にマックスウェルが可視光線も赤外線も同じ電磁波であることを理論的に証明し、1888年にヘルツがそれを実験的に証明した。
第1刷	176頁	本文 下から7行目	ここでは、<u>長谷川</u>らが提案した…	ここでは、<u>尾崎</u>らが提案した…
第1刷	184頁	参考文献 3)	3) <u>長谷川健、尾崎幸洋：ケモメトリックス法の新展開、分析化学, 54 (1), 1-26 (2005)</u>	3) Jian-Hui Jiang, R. James Berry, Heinz W. Siesler, and Yukihiro Ozaki, Anal. Chem. 74, 3555-3565 (2002)

(最終更新日：2022年7月15日)

イエンドラマン分光器までさまざまなラインナップが揃っており，それぞれの装置の仕様によって，取扱いならびにデータ取得における技術要件もさまざまなものとなり得ることが考えられる。このため，用いようとするラマン分光器の特性に応じた技術要件の抽出が可能となるような要因分析（フィッシュボーン）図を提示し，適切で再現性が高いスペクトル測定を可能とする技術要件の抽出アプローチについて解説した。低波数ラマンと称されることが多い低振動領域のラマンスペクトルについては，遠赤外/テラヘルツ分光法の章ではなく，本章で基準モードを対象とするラマン分光法と併せて解説した。

【第3章 近赤外スペクトル測定法】
　主として工程管理手法として第一選択的に用いられることも多く，また規格試験法としての実績も増えている近赤外分光法（第3章）については，試料の状態や分子種の状態によるスペクトルの変化など，スペクトルの質に影響を及ぼす因子の解説ならびに近赤外スペクトルの分子科学的な解析例について紹介した。近赤外スペクトルの解析に用いられることが多い多変量解析法については，第6章の解説を参照されたい。

【第4章 遠赤外/テラヘルツスペクトル測定法】
　遠赤外/テラヘルツ分光法（第4章）については，現在，標準化に向けた作業を進めており，本書では，筆者らの研究結果の例示を中心として解説をまとめた。遠赤外/テラヘルツ分光法では，赤外分光法や近赤外分光法と異なり，官能基などの分子の化学構造に結びつく情報ではなく，分子の骨格振動，分子内振動，分子間振動あるいは結晶格子（フォノン）振動を検出すると理解されている。分光学的にも分析化学的にも未知・未開拓な部分も多く，製薬分野での活用に向けて多くの可能性を秘めている。本書で紹介した周波数精度の高いテラヘルツ波計測装置を用いた微量不純物の検出や減衰全反射（ATR）計測による水溶液の計測ならびに醗酵工程の非破壊・非接触リアルタイム計測などへの応用が期待されている。

【第5章 分光イメージング法】
　先端的分光装置を用いたイメージング・マッピング技術（第5章）について，イメージ構築のためのスペクトル解析アプローチならびにイメージの数値化による比較について，また試料中の分析種の分散性評価を正確に行うために必要な精度の高い表面切削（断面だし）作業に関して錠剤の顕微近赤外計測ならびに顕微ラマン計測の結果を例に解説した。

【第6章 多変量解析法（ケモメトリックス）】
　製剤など複数の成分が混在する試料から得た混合スペクトルから目的とするスペクトルを抽出し，定性的に予測する手法として一般的に用いられる多変量解析法（ケモメトリックス）（第6章）について，その種類と原理について解説するとともに，近赤外スペクトルおよび中赤外スペクトルの多変量解析による定性分析及び定量分析例を紹介した。

　本書は，このように主に赤外領域の吸収スペクトル及びラマン散乱スペクトルを得る振動分光法ならびこれらのスペクトルを利用するイメージング/マッピング技術，そして試料の前処理及びスペクトル解析など，分光計測に関する一連の作業に関するほぼ全てを網羅した技術解説書となることを目指した。本書が少しでもお役に立てば甚だ幸いである。

謝辞

　本書に収載したデータの一部は，AMED 創薬基盤推進研究事業（JP17ak0101074，JP18ak0101074，JP19ak0101074）ならびに医薬品等規制調和・評価研究事業（JP18mk0101105，JP19mk0101105）における研究成果として，PHARM TECH JAPAN の連載記事に掲載したものを編集したものであり，これらの研究を進めるにあたりご協力いただいた方々に深く感謝いたします。

協力者（敬称略，五十音順）（執筆者及び執筆協力者を除く）
・大塚　誠
　（AMED 医薬品等規制調和・評価研究事業 JP18mk0101105，JP19mk0101105 分担研究者）
　武蔵野大学 薬学部 教授，薬学博士

・合田　幸広
　（AMED 創薬基盤推進研究事業 JP17ak0101074，JP18ak0101074，JP19ak0101074 研究開発代表者）　国立医薬品食品衛生研究所 副所長，薬学博士

・知久馬　敏幸
　昭和薬科大学名誉教授/国立医薬品食品衛生研究所 薬品部 客員研究員，理学博士

・藤巻　康人
　（AMED 医薬品等規制調和・評価研究事業 JP18mk0101105，JP19mk0101105 分担研究者）
　東京都立産業技術研究センター 事業化支援本部 主任研究員，博士（理学）

2019 年 9 月

国立医薬品食品衛生研究所　坂本知昭

監修者・執筆者・執筆協力者一覧

●監 修

坂本 知昭　　国立医薬品食品衛生研究所 薬品部 第三室 室長
　　　　　　　静岡大学 電子工学研究所 客員教授，博士（薬学）

●執 筆（五十音順）

赤尾 賢一　　日本分光株式会社 光分析ソリューション部 部長代理
秋山 高一郎　浜松ホトニクス株式会社 中央研究所 第 11 研究室
閑林 直人　　ジャスコエンジニアリング株式会社 商品部 応用技術課 課長
坂本 知昭　　国立医薬品食品衛生研究所 薬品部 第三室 室長
　　　　　　　静岡大学 電子工学研究所 客員教授，博士（薬学）
佐々木 哲朗　静岡大学 大学院光医工学研究科 教授，博士（工学）
里園 浩　　　浜松ホトニクス株式会社 中央研究所 第 11 研究室 副室長
中西 篤司　　浜松ホトニクス株式会社 中央研究所 第 11 研究室
副島 武夫　　日本分光株式会社 IR/Raman 技術部 Raman システム課
樋口 祐士　　日本分光株式会社 光分析ソリューション部 ソリューション技術課
福田 晋一郎　ジャスコエンジニアリング株式会社 特販部 部長
藤田 和上　　浜松ホトニクス株式会社 中央研究所 材料研究室
堀田 和希　　浜松ホトニクス株式会社 中央研究所 第 11 研究室

●執筆協力（五十音順）

高橋 宏典　　浜松ホトニクス株式会社 中央研究所 第 11 研究室 前室長
峯木 紘子　　ジャスコエンジニアリング株式会社 商品部 応用技術課，博士（理学）

目　　次

第 1 章　赤外スペクトル測定法　　1

1 原理，装置構成　　1
2 測定法　　2
 2.1 透過法　　2
 2.2 反射法〔減衰全反射（ATR）測定法〕　　15
3 データの信頼性保証　　25
 3.1 医薬品の品質管理業務における保守点検（バリデーションの実施）　　25
 3.2 校正とメンテナンス　　28
 3.3 装置の適格性確認　　29
 3.4 スペクトルの確認作業　　29

第 2 章　ラマンスペクトル測定法　　33

1 原理，装置構成　　34
2 分子振動における赤外活性とラマン活性モード　　37
3 ラマンスペクトルの測定に影響を与える因子　　38
 3.1 蛍光による妨害　　38
 3.2 試料へのダメージ回避と条件の最適化　　43
 3.3 ラマンシフト（波数）の正確性　　45
 3.4 顕微アパーチャ径と試料の平滑さ　　45
 3.5 ラマンスペクトル測定法を用いた定性分析に関する注意点　　46
 3.6 ラマンスペクトル測定法と定量分析　　47
 3.7 ラマンスペクトル測定法を用いた定量分析に関する注意点　　47
 3.8 ラマンスペクトル測定法を用いた液体試料の定量分析　　48
 3.9 ラマンスペクトル測定法を用いた固形試料の測定　　52
 3.10 ラマンスペクトル測定を行う際の装置に関連する留意点　　58
4 ラマンスペクトル測定法を用いた品質試験における技術要件　　64
 4.1 基準振動のラマン散乱スペクトル測定におけるスペクトルの質に関する要因分析の一例　　64
 4.2 低波数（低振動）ラマンスペクトル測定におけるスペクトルの質に関する要因分析の一例　　80
 4.3 低波数ラマン散乱スペクトルの高感度測定に向けて　　84
 4.4 低波数（低周波数）領域から得られる振動分光情報　　86
 4.5 医薬品品質評価ツールとしての低波数ラマン分光法の可能性　　86

第3章　近赤外スペクトル測定法　　91

- 1　近赤外領域の電磁波と分子振動　　91
- 2　原理・装置構成　　92
- 3　粉末試料の測定におけるNIRスペクトルの特性　　93
  - 3.1　粒子の不均一性と測定精度　　95
  - 3.2　ベースライン補正に用いるスペクトル前処理　　96
  - 3.3　ベースライン補正が吸光度に与える影響　　97
- 4　分子間相互作用とNIR吸収　　101
  - 4.1　溶液中の化合物濃度とNIR吸収　　101
  - 4.2　結晶化とNIR吸収　　104
  - 4.3　光学活性化合物とラセミ化合物におけるNIR吸収　　105
  - 4.4　フリー化合物と塩酸塩におけるNIRスペクトルの違い　　107

第4章　遠赤外/テラヘルツスペクトル測定法　　111

- 1　テラヘルツスペクトル測定法　　111
  - 1.1　テラヘルツ（遠赤外）領域の電磁波の特性と吸収スペクトル　　111
  - 1.2　原理，装置構成　　114
  - 1.3　テラヘルツ/遠赤外領域のスペクトルに観察される振動モード　　121
  - 1.4　医薬品分子のテラヘルツ分光吸収スペクトル　　121
  - 1.5　テラヘルツ分光法による造粒物の測定　　122
  - 1.6　テオフィリンの擬似結晶多形転移現象の継時モニタリング　　125
  - 1.7　微量不純物の検出　　127
  - 1.8　中分子医薬品への適用　　129
- 2　遠赤外スペクトル測定法　　129
  - 2.1　FTIRによる遠赤外測定における留意点　　130
  - 2.2　FTIRの測定事例　　131
- 3　減衰全反射（ATR）テラヘルツ分光法　　136
  - 3.1　原理，装置構成　　137
  - 3.2　ATRテラヘルツ分光法の適用例　　139
- 4　量子カスケードレーザー（QCL）を光源としたテラヘルツ分光法　　144
  - 4.1　原理，装置構成　　144
  - 4.2　QCL光源を用いたテラヘルツ分光法の適用例　　146

第5章　分光イメージング法　　155

- 1　顕微分光法とケミカルイメージング（マッピング）技術　　155
- 2　イメージ構築のためのスペクトル処理　　155
  - 2.1　スペクトル前処理　　155
  - 2.2　イメージの構築アプローチ　　157

3　特性吸収を用いたイメージ構築　　158
　　3.1　全身性経皮吸収テープ中の主薬結晶の検出例
　　　　　主薬の結晶化に由来する二級アミン（NH）第一倍音の特性吸収　　158
4　スペクトル相関によるイメージ構築　　160
5　イメージの再現性　　162
6　イメージング・マッピング計測における前処理（切削・断面出し処理）　　164
　　6.1　医薬品錠剤の断面評価：断面出しスライサーの開発　　164
7　医薬品錠剤の断面イメージング　　166
　　7.1　遮光性フィルムコーティング錠の評価　　166
　　7.2　二層構造の市販頭痛薬の断面イメージング　　167
　　7.3　医療用医薬品錠剤の断面全体における成分分布イメージング　　168

第6章　多変量解析法（ケモメトリックス）　　171

1　スペクトルの行列表記　　171
2　各種多変量解析法の概要　　172
　　2.1　主成分分析　　172
　　2.2　古典的最小二乗法　　172
　　2.3　主成分回帰　　174
　　2.4　部分最小二乗法　　175
　　2.5　Moving Window Partial Least Squares Regression　　176
3　分析化学における多変量解析法の活用　　177
　　3.1　定性分析の事例　　178
　　3.2　定量分析（PCR）の事例　　180
　　3.3　定量分析（PLS）の事例　　181

解説　　185
索引　　190

第1章 赤外スペクトル測定法

はじめに

　赤外線は，可視光線の赤色より長波長で電波よりも短波長の電磁波であり，ヒトの目には見えない光である。発見の歴史は古く，1800年にドイツの天文学者ハーシェルがプリズムにより分光された光のスペクトルの熱作用を調べているときに赤色光の外側の光がない部分に強い熱作用があることを発見し，赤外線（Infrared rays）と名付けたことが始まりとされている。その後，1853年にフランスの物理学者アンペールによって赤外線が可視光線と同じ光であることが示され，1900年にドイツの物理学者プランクによって赤外線に対する理論の基礎が確立された。赤外線の波長範囲は可視光線の長波長側の端となる0.8 μm付近からマイクロ波とも重なる1 mm位までの広い範囲にわたり，真空中でも伝播する性質をもつ。絶対零度（0 K）以上の全ての物質から赤外線は放射され，その放射量は物質の温度と相関性を示す。

　赤外分光法は一般に4000 cm^{-1}～400 cm^{-1}（2500 nm～25000 nm）の範囲の電磁波（光）を物質に照射し，その物質を透過または物質から反射した光量を測定する方法である。分子の振動や回転の状態を変化させるのに必要なエネルギー（赤外光の波長）は，物質の化学構造（官能基）によって異なるため，物質に吸収された赤外光を測定すれば，化学構造や状態に関する情報を得ることができる。

1 原理，装置構成

　現在，市販されている赤外分光光度計のほとんどがフーリエ変換タイプのものである。図1.1にフーリエ変換赤外分光光度計の概略図を示す。赤外分光光度計は一般に，光源部，試料部，分光測光部（干渉計，干渉計入光光学系，検出器，増幅器，A/D変換器，サンプリング信号発生器），フーリエ変換部，データ処理部ならびに表示記録部から構成され[1]，一般的に，試料部（試料室）に設置したホルダーに前処理を施した試料を設置する。透過測定では，赤外光がホルダー等に入れた試料を透過するように光路上に設置する。光源を出た赤外光は，マイケルソン型干渉計を通る。マイケルソン型干渉計はビームスプリッター（BS），移動鏡，固定鏡で構成され，ビームスプリッターで2つに分割された光は移動鏡と固定鏡で反射されてビームスプリッターで合成される。移動鏡が往復運動すると固定鏡との間で光路差が生じるために，位相差が時間的に変化する2つの光を合成した干渉光がマイケルソン型干渉計で得られ，縦軸を干渉光の強度，横軸を光路差として記録したものがインターフェログラム（IF）である。このインターフェログラムをフーリエ変換してスペクト

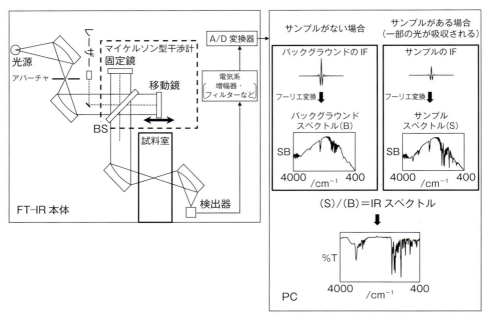

図 1.1　フーリエ変換赤外分光器の概略図

ルを得る。この際，対照（ブランク）から得たスペクトルとの比をとることで，分子由来の赤外吸収スペクトルを得る。

2 測定法

2.1 透過法
1）錠剤法

　赤外光に対する分析種のモル吸光係数は一般に大きいため，透過スペクトルを得る場合では，通例，希釈剤などにより適切な濃度に調整する必要がある。希釈剤として，錠剤法では，臭化カリウム（KBr），塩化カリウム（KCl）などのハロゲン化アルカリが，またペースト法では流動パラフィンが一般的に用いられる。ハロゲン化アルカリは，加圧により可塑性をもち，赤外領域において透明なディスク（板状）となる特性から利用される。

　透過測定における錠剤法では，一般的に，希釈剤としてKBrが選択されることが多い。これは一般的な赤外吸収スペクトルの測定範囲である $4000\,\mathrm{cm}^{-1} \sim 400\,\mathrm{cm}^{-1}$ において吸収をもたないことが主な理由である。すなわち，希釈剤による吸収の妨害はほとんどなく，分析種に由来する吸収を測定範囲のほぼ全域で得ることができる。塩酸塩などの化合物では，KBr錠剤を調製する際のすり混ぜ操作において，塩交換が起こり，赤外吸収スペクトルの再現性に影響が生じることがある[2]　**(図 1.2)**。このような場合には，希釈剤をKClにすることで再現性の高い吸収スペクトルを得ることができる。

　KBr，KClなどの塩は潮解性があり，湿度の影響により速やかに吸湿する。湿度などの環境に留意し，製錠から測定まで迅速に行うことが，分光測定の質を向上させるために要求さ

第 1 章
赤外スペクトル測定法

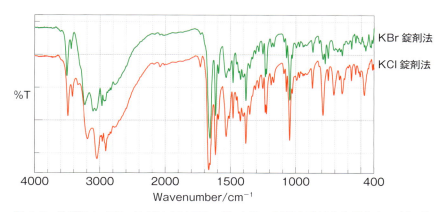

図 1.2　塩酸塩に KBr 錠剤法を適用して塩交換の影響を受けたと思われる例：塩酸チアミン（ビタミン B$_1$ の塩酸塩）

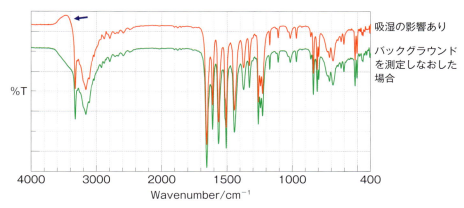

図 1.3　吸湿したバックグラウンド（KBr）錠剤を用いて赤外吸収スペクトルを測定した例
青矢印：反転した OH 基の吸収

れる。このため，赤外吸収スペクトルの測定に際しては，希釈剤の吸湿に注意しなければならない。必要に応じて，測定前に希釈剤を乾燥する。例えば，105〜110℃で1〜2時間乾燥する。乾燥温度と乾燥時間は，希釈剤の粒径などにより調整が必要な場合もあるが，粒径が大きい場合には，概して乾燥時間を長くする必要がある。時折，吸湿した希釈剤を適切に乾燥することなしに使用したと思われるスペクトルを見ることがある。例えば，吸湿したKBrを使用した錠剤から得たスペクトルでは，一般に 3450 cm^{-1} 付近に水由来の幅広い吸収が観察される。特に，化学構造中に水酸基（OH）をもたない場合には，本来観察されないOH由来の吸収が外部より混入することとなり，定性評価を行う上で望ましくない。水分を多く含むことで錠剤が白濁しやすくなり，赤外光の透過率に影響を与える。**図 1.3** にKBr（対照）錠が吸湿していたために 3500 cm^{-1} 付近の OH 伸縮振動が反転した例（図中の青矢印）を示す。このような場合はバックグラウンド錠剤を再調製して測定し直すと解消される。必要に応じて，錠剤調製の際に減圧[3]しながら加圧することで，吸湿による影響を減じ，透明な錠剤を得ることができる。

3

以上のように，測定室の環境整備はもちろんのこと，希釈剤の吸湿についても，スペクトル判定に影響を与えることに留意しなければならない。

トラブル事例
（1） バックグラウンド錠剤のコンタミネーション
　透過率表示で上向きの吸収が検出された場合，希釈剤を用いたバックグラウンド錠剤の測定時に何らかの汚れが混入または付着した可能性がある。**図 1.4** の緑線のスペクトル中，青矢印で示した箇所が上向きの（反転した）吸収である。このようなコンタミネーションは，スパーテル，乳鉢，錠剤成形器の洗浄が不十分などの原因により発生することが多い。中には製した KBr 錠剤を素手でつまんで曇った錠剤で測定したケースもある。これらは，使用する器具の取り扱いに対する基本事項に関する不十分な理解や経験不足から引き起こされるコンタミネーションの例である。

（2） 吸湿性が高い試料で錠剤法を用いる際のトラブル
　吸湿性が高い試料で錠剤法を用いる際，実験室の湿度やサンプリング時の雰囲気への配慮不足など不適切な環境下で，試料をすり混ぜると KBr が吸湿することがある。このような場合，以下のような現象がスペクトルに見られることがある。
① 試料に由来しない OH のピークが観測される
② 散乱の影響でベースラインが著しく曲がってしまう
③ 散乱の影響でスペクトルが曲がり，また透過率も著しく低下する
④ 本来強度が強いピークにおいて，ピーク形状の鈍化が生じる

（3） 高い試料濃度における吸収の飽和現象
　第十七改正日本薬局方では，一般に，試料 1～2 mg に対して 0.10～0.20 g の希釈剤を加えることを規定している。多くの化合物で，この比率を目安に錠剤を調製することで適切な透

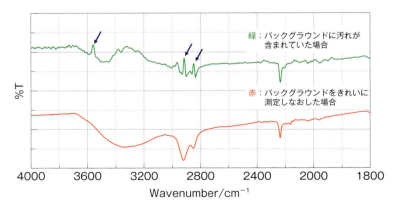

図 1.4　汚れなどの付着したバックグラウンド（KBr）錠剤を用いて赤外吸収スペクトルを測定した例
青矢印：コンタミネーションにより観察された上向きの吸収

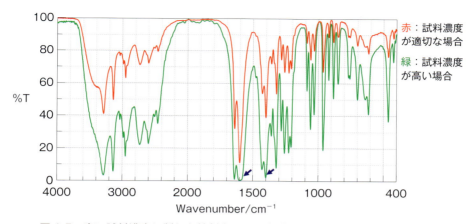

図 1.5 高い試料濃度に製した錠剤を用いて赤外吸収スペクトルを測定した例
青矢印：飽和した吸収

過率を得ることができる。しかしながら，中には試料の調製濃度が適切でないために透過率の強弱が生じることがある。特に，濃度が高い場合には，吸収が飽和することで，ピーク形状やピークの先端が不明瞭となることがあるので注意を要する。

図 1.5 に吸収の飽和を示したスペクトルの例を示す。赤線が適切な濃度により得たスペクトル，緑線が高い試料濃度のために吸収が飽和したスペクトルである。青矢印部分が飽和した吸収であるが，特に 1600 cm^{-1} 付近の吸収は先端部がつぶれた形状を示している。

一方で，試料の量が少なく，錠剤の厚さが薄くなったために，吸収が観察されないベースライン部分に干渉縞が生じることがある。この干渉縞については，第十七改正日本薬局方に収載されているポリスチレンの参照赤外吸収スペクトルにおいて，4000 cm^{-1}〜2000 cm^{-1} の範囲で，ベースラインに顕著な干渉縞が観察されているので参照されたい。

2) ペースト法

ペースト法は，ヌジョール法とも呼ばれ，粉末試料を流動パラフィン（ヌジョール）に練り込みペースト状にしたものを，板状のハロゲン化アルカリ（臭化カリウム：KBr，塩化ナトリウム：NaCl など）に塗布して測定する方法である。一般に，2 枚のハロゲン化アルカリの板に挟んで金属製の枠に固定し，光路上に静置して透過測定を行う。医薬品の品質試験では，確認試験の赤外吸収スペクトル測定法において錠剤法に次いで多く設定されている。錠剤法におけるハロゲン化アルカリとのすり混ぜ処理と比較して，流動パラフィンへの試料の練り込み処理における試料の吸湿は小さく，吸湿性の高い試料の透過測定に優れている。

ペースト法は，日本薬局方一般試験法では「固形試料 5〜10 mg をめのう製乳鉢で粉末とし，別に規定するもののほか，流動パラフィン 1〜2 滴を加えてよく練り合わせ，試料ペーストを製する。調製した試料ペーストを 1 枚の窓板の中心部に薄く広げた後，空気が入らないように注意しながら別の窓板で挟んで測定する。」と規定している[3]。多くの化合物で，この比率を目安に錠剤を調製することで適切な透過率を得ることができる。

錠剤法と異なり，ペースト法では，再現性よく透過スペクトルを得ることが難しいことが

ある。これは，流動パラフィン（ヌジョール）に練り込んだ試料の量（試料とヌジョールの量の比率）とハロゲン化アルカリの窓板に塗布する試料ペーストの量の加減により，試料由来の吸収と流動パラフィンの吸収強度の比率，また透過率のばらつきなどが試料の調製ごとに生じることに起因する。これらのスペクトルのばらつきは，個々の試験室において，個々の試験者が操作する場合，特に標準品などとの比較による判定では問題となることは少ないと思われるが，参照スペクトルとの比較など，別途，測定されたスペクトルとパターンによる比較で判定を行う際には問題となることがある。すなわち，参照スペクトルに対する，「同一波数のところに同様の強度の吸収を認める」とする判定基準に対して，ヌジョールの吸収と試料の吸収の強度比，またはヌジョールを含めた試料ペーストから得られるスペクトルパターンが参照スペクトルと異なることがある。このような場合，ヌジョール由来の吸収である $3000\,\mathrm{cm}^{-1} \sim 2800\,\mathrm{cm}^{-1}$ ならびに $1500\,\mathrm{cm}^{-1} \sim 1300\,\mathrm{cm}^{-1}$ に観察される吸収を除いて判定することで差し支えない。

ペースト法では，一般に 2 枚の窓板に試料ペーストを挟み測定を行う (**図 1.6**)。通例，窓板だけを測定して対照とする。

赤外光の透過波数域の下限は，KBr 板では約 $340\,\mathrm{cm}^{-1}$ であるが NaCl 板では約 $600\,\mathrm{cm}^{-1}$ であり，窓板として NaCl 板を用いる場合には $600\,\mathrm{cm}^{-1}$ より低波数側では吸収スペクトルを得ることはできないので注意を要する。

使用した窓板は，一般に溶媒を用いて試料ペーストを完全に取り除き，表面をシリコン布などで磨いた後，パラフィン紙などで包み，デシケータ内（一般に相対湿度 50% 以下）で保管する。洗浄には，ヘキサンなどの非水系溶媒を用いる。エタノールなどのアルコールは水を含むため，洗浄に用いることは望ましくない。エタノールを用いると，概して窓板表面は白濁する。また，洗浄の際には，できるだけ湿度が低い環境で行うことが望ましい。高湿度環境下での洗浄では，溶媒の気化熱により窓板表面が冷やされ，雰囲気中の水分は窓板表面に付着（結露）することがあるので注意を要する。

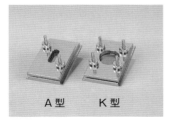
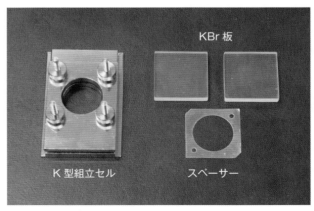

図 1.6 ペースト法，液膜法ならびに薄膜法に用いる窓板（KBr 板）と固定具（組立セル）の一例（JASCO 製，A 型と K 型）
スペーサーとしてアルミ箔を挟むことで液膜法における液層の厚みを増すことができる

第 1 章
赤外スペクトル測定法

　これらの窓板は潮解性があり，吸湿により表面が白濁する。また表面が柔らかいため，使用を繰り返すうちに表面に傷がつくことがある。表面に細かい傷が多くある場合や白濁した場合には，赤外光の透過に影響を与えることがあり，適切な窓板の透過性を確保するために表面を磨く必要がある。ひどい曇りや汚れ，また深い傷が表面にある場合では，酸化セリウムなどの研磨剤を用いる。研磨剤を懸濁させた水数滴を研磨用の板の表面に滴下して均一に広げ，研磨したい窓板の表面を研磨板上で円を描くように動かし，窓板面が平滑になるように研磨する。仕上げに乾いたシリコン布で表面の曇りが取れるまで磨くことで研磨を行う。少しの汚れや細かな傷の場合などでは，窓板表面を湿らせたシリコン布で円を描くように動かして研磨することもある。もちろん，研磨後は乾いたシリコン布で表面の水分を完全に拭い乾燥させることが重要である。

トラブル事例
（1） 流動パラフィンと試料量のバランスが悪い例

　塩板に付した試料ペースト（ヌジョール）が多すぎる例を**図 1.7**に示す。緑線が最初に測定したスペクトルであるが，3000 cm^{-1}〜2800 cm^{-1}（CH 伸縮振動）ならびに 1500 cm^{-1}〜1300 cm^{-1}（CH 変角振動）に観察されるヌジョール由来の吸収が飽和していることがわかる（青矢印部分）。このスペクトルの場合，試料由来の吸収も飽和傾向を示しているため，試料ペーストを窓板に塗り過ぎであると判断し，試料ペーストを少し除いてスペクトルを測定した（赤線）。ヌジョール由来の吸収ならびに試料由来の吸収は飽和せずに適切な範囲に透過率を得ることができた。このスペクトルは，ヌジョールの量と練り込んだ試料の量の割合は問題なく，窓板に塗り付けた試料ペーストの量が多いことに起因する測定トラブルの例である。

　一方で，ヌジョールの量に対する練り込んだ試料の量が少ない（試料ペースト中のヌジョールの割合が多い）ことから，ヌジョールの吸収が異常に目立つスペクトルを見かける

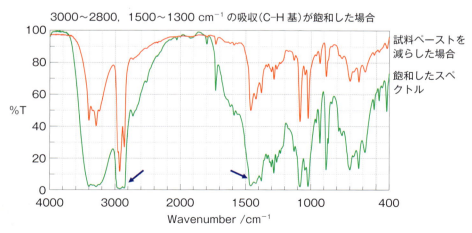

図 1.7　過量の試料ペーストを窓板に塗布した例
緑線：飽和したスペクトル，赤線：吸収強度が改善したスペクトル，青矢印：飽和したヌジョール由来の CH の吸収

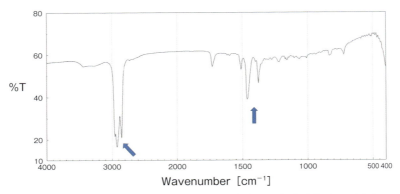

図 1.8　試料濃度が薄くヌジョールの吸収が際立って観察されるスペクトル
（矢印部分がヌジョール由来の吸収）

ことがある(**図 1.8**)。3000 cm^{-1}〜2800 cm^{-1}（CH 伸縮振動）ならびに 1500 cm^{-1}〜1300 cm^{-1}（CH 変角振動）の吸収以外に試料由来の吸収が十分に観察できることを確認していただきたい。一方で，炭化水素基を多くもつ化合物では，ヌジョール由来の吸収が強く出るために，試料に由来する吸収との識別が困難な場合があり，ペースト法は適さないことが多い。

3）液膜法・薄膜法

　液膜法は，液体試料を 2 枚の窓板の間に挟み測定する方法，また薄膜法は薄膜（フィルム）状の試料，または試料溶液の溶媒を蒸発させて薄膜とした試料などを 2 枚（もしくは 1 枚でも測定可能）の窓板に挟み測定する方法である。液膜法では，吸収強度の調整のために液層を厚くする必要がある場合には，アルミ箔などで製したスペーサーを 2 枚の窓板の間に挿入し，このスペーサーの枠内の凹み部分に液体試料を入れ，他方の窓板で蓋をするようにして 2 枚の窓板を固定し，測定する（図 1.6）。KBr を 2 枚重ねた際，光路にあたる部分に気泡が入り正しい強度が得られないことがあるので，注意を要する。薄膜法では，基本的に膜の厚みを 10 μm 以下にすることが望ましい。薄膜化には，前記のように溶液を塗布して溶媒を蒸発する方法のほか，展延などの方法を用いることもある。通例，窓板だけを測定して対照とする。窓板を 1 枚で測定する場合，装置，測定上の原則から考えると，赤外光の集光位置に試料面（薄膜面）をセットする方がよいと思われる。ただ，セルの構造や前処理手順からの流れ（窓板の設置のしやすさ），また装置による集光位置の違いなどがあるため，必ずしも上記のように試料面の向きを設定しなくても差し支えないこともある。

　薄膜の面積と厚みがスペクトルに与える影響に関する例を（少々極端ではあるが）**図 1.9** および **図 1.10** に示す。図 1.9 は窓板に載せたシリコングリスを展延して測定したスペクトル，また図 1.10 はシリコングリスを窓板に載せただけの操作で得たスペクトルの例である。適切な厚みと光束に対して十分に広い試料面積がある場合には，図 1.9 のようなスペクトルが得られるが，膜厚が厚く，光束に対して試料面積が狭い場合，吸光度が 1.0 を超えていないスペクトルであるにもかかわらず吸収が飽和することがある（図 1.10）。この現象

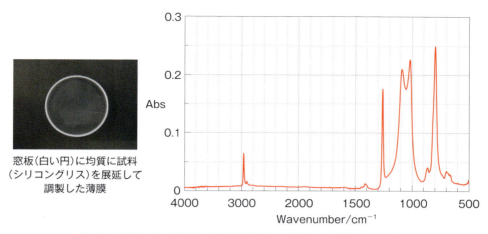

図 1.9　窓板に広く均質に試料を展延して薄膜から得たスペクトル

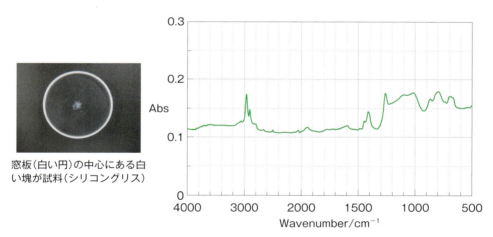

図 1.10　窓板に試料を載せただけの操作で得たスペクトル

は，試料を透過した光が飽和し，試料を透過しない光は吸収がないことで起こる。

　ペースト法の項でも記したが，KBr，NaCl などの汎用される窓板は潮解性がある。窓板を侵食しない液体試料であれば問題ない。しかしながら，例えば，溶液の試料の場合で液状のまま窓板に滴下し，溶媒を蒸発して薄膜を製する前処理を行う場合，水を多く含む溶液は，KBr，NaCl などの窓板は表面が溶けてしまうために使用できない。このため，水性溶液の場合，水に強い窓板を用いる必要がある。水に強い窓板として，KRS-5（臭化タリウムとヨウ化タリウムの混合物），硫化亜鉛（ZeS），セレン化亜鉛（ZnSe）などがあげられる。KRS-5 は水に溶けにくい材質であるが，そのほかの材質は水に不溶である。赤外光の透過波数域の下限は，KRS-5 で約 250 cm^{-1} であり，一般的な赤外吸収スペクトルの測定範囲をカバーできるが，ZeS と ZeSe の透過波数域の下限は，約 725 cm^{-1} および 550 cm^{-1} であり，低波数側のスペクトルの測定が困難な領域がある。また，KRS-5 ではアセトン，アンモニウム塩，硫酸，アンモニア水，EDTA などのタリウムと錯体を形成する物質，ZeS

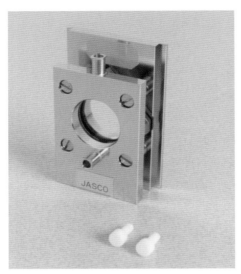

図 1.11　液体用固定セルの一例
KBr 窓板　光路長 0.05 mm，JASCO 製

では酸性液体，ZnSe では酸性液体，強アルカリ液体ならびにギ酸塩類などを使用することはできない。KRS-5 に塩酸原液を滴下して溶解した失敗例がある。以上のことから，水系溶媒を用いた液体試料に対する窓板の選定は，測定範囲ならびに試料の液性等を考慮して行う必要がある。

付録としての情報ではあるが，セレン化亜鉛（ZnSe）とフッ化バリウム（BaF_2）は毒物および劇物取締法で規制対象となっているため購入・保管・使用・廃棄などに際しては留意する必要がある。

4）溶液法

溶液法は，溶液試料を液体用固定セル（**図 1.11**）に注入してスペクトルを測定する方法である。通例，試料の調製に用いた溶媒を測定して対照とする。第十七改正日本薬局方一般試験法では，試験に用いる溶媒は，「試料との相互作用又は化学反応がなく，窓板を侵さないものを用いる」と規定している。また，固定セルの厚さは，通例，0.1 mm または 0.5 mm と規定している[3]。溶媒は試料の吸収を妨害しないことをあらかじめ確認する必要がある。

5）気体セル法

ガスの測定は一般的に**図 1.12** で示すようなガスセルを用いて測定する。第十七改正日本薬局方一般試験法では，ガスセルの光路は，5 cm または 10 cm の長さのものが規定されている[3]。ガスの濃度によっては長光路セルを用いることがあるが，大概は 5 cm または 10 cm の光路長をもつセルで対応できる。一般に空気を含むセルを測定して対照とする。ガス試料のスペクトルを測定する際には，規定があれば規定の圧力でガスをセル内に導入し，試料ガスが完全に排気して，セル内の空気と置換することが重要である。

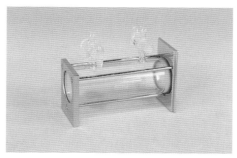

図 1.12 気体試料測定用(ガス)セルの一例
KBr 窓板 光路長 10 cm, JASCO 製

6)プレート法

固体試料（特に粉末）は医薬品の代表的な試料形態のひとつであり，その測定前処理のポイントとしては，試料を細かく粉砕するなどの調製，吸湿やコンタミネーションへの配慮などがあげられる。そして，特に吸湿やコンタミネーションはスペクトルの質（および同定など得られる結果）に影響を及ぼす要素となりうるが，これらの影響を極力少なくするための測定法としてKBr（KCl）プレート法（以下，プレート法と記す）がある。

プレート法は，赤外光が透過する窓板（臭化カリウム：KBr, 塩化カリウム：KCl）を2枚用いて試料を挟み，加圧成形した後，金属製の枠などに載せ，光路上に静置して透過測定を行う手法である。本手法は，小型で薄い窓板を用いて加圧成形を行い，窓板の再利用は行わないことなどから，錠剤法やペースト法，液膜法とは異なる。

プレート法は試料と希釈剤（KBrやKCl）の混合という工程がなく，また試料と窓板（KBrやKCl）の接触面積が少ないことにより吸湿の影響が軽減され，ヌジョール由来の吸収への配慮も不要である。また，操作が簡便であり，顕微赤外分光法にも用いることができる。

(1) 錠剤法とプレート法との作業工程の比較

以下に，一般的に適用される錠剤法との比較を述べる。

錠剤法の作業工程例を**図 1.13** に示す（希釈剤は KBr を使用）。

一般に，KBr 錠剤法による透過スペクトルの測定を行う場合，①すり混ぜによる KBr の微粉末化を行い，②バックグラウンド用錠剤を圧縮成形し（ここでは手動のプレス機と錠剤成形器を用いる方法を掲載），③バックグラウンド測定を行い，④試料と KBr をすり混ぜにより粉末化し，⑤試料錠剤を成形して，⑥試料を測定する，という作業工程となる（図1.13）。

一方，プレート法の場合では，①バックグラウンド用プレートを圧縮成形，②バックグラウンド測定を行い，③試料粉末を KBr 窓板へ擦りつけて，④他の KBr 窓板と挟んで試料プレートを圧縮成形し，⑤試料を測定する，という作業の流れとなる **(図 1.14)**。

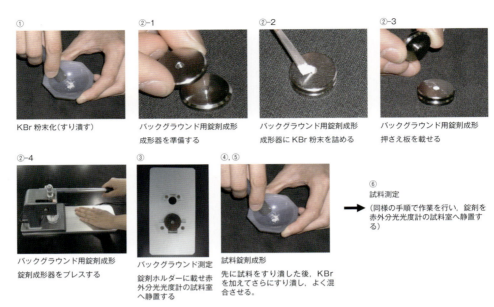

図 1.13 錠剤法の作業工程例（希釈剤にKBrを用いた前処理）

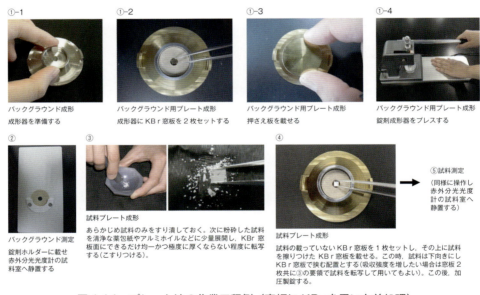

図 1.14 プレート法の作業工程例（窓板にKBrを用いた前処理）

KBr錠剤法，ヌジョール法，KBrプレート法による果糖を用いたスペクトルの一例を**図 1.15**に示す。KBrプレート法では吸湿や，ヌジョールに帰属される吸収の影響がないという有効性を確認できる。

（2） 分析法バリデーションによる錠剤法との比較

透過法の主たる手法である錠剤法とプレート法を比較するため，アセトアミノフェンを用いた測定例を**図 1.16**に示す。まず錠剤法では，日本薬局方の臭化カリウム錠剤法に従い，

第1章
赤外スペクトル測定法

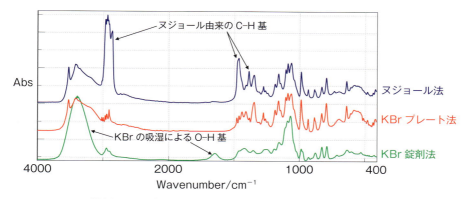

図 1.15　KBr 錠剤法，ヌジョール法，KBr プレート法における果糖のスペクトル比較

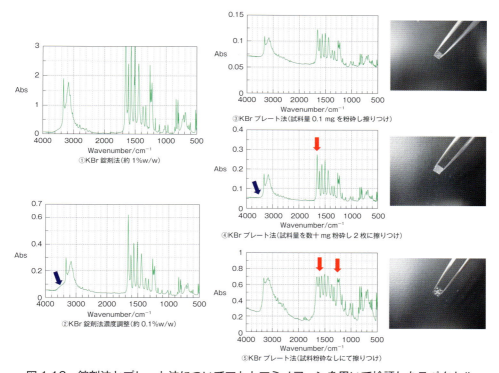

図 1.16　錠剤法とプレート法についてアセトアミノフェンを用いて検証したスペクトル

　KBr 粉末 100 mg とアセトアミノフェン 1 mg をめのう製乳鉢にて粉砕・混合し測定した（図 1.16 ①）。縦軸強度を確認したところ飽和が認められたため，錠剤を再調製（1→0.1%w/w）し，測定全領域で吸光度 1 以下となるスペクトルを取得した（図 1.16 ②）。

　次にプレート法の試料調製は KBr 窓板の質量が 10 mg 程度のものを選定し，アセトアミノフェンは 0.1 mg 程度を粉砕して先の KBr 窓板に擦りつけた。このプレートから得たスペクトルの縦軸強度（吸光度）が小さかったため（図 1.16 ③），アセトアミノフェンを数十 mg に増量して粉砕，かつ KBr 窓板 2 枚にそれぞれ擦りつけて成形後，再度測定を行った

13

（図 1.16 ④）。

　錠剤法，プレート法いずれの場合も試料の濃度（または量）の調整が必要であるが，プレート法の場合，粉砕した試料の全量を直接 KBr 窓板に圧着することが難しいため，錠剤法で用いる試料量よりも多めに粉砕し，薬包紙やアルミホイル（表面を清浄にしておく）上に広げてから擦りつけ操作を行うとよい。また今回，錠剤法との比較を考慮し，KBr 窓板に対する試料量（1wt%）を設定したが，プレート法の場合では KBr（KCl）を希釈剤としてではなく窓板として用いて試料自体をプレートに圧着させるため，窓板と試料の量比を勘案することは不必要であり，プレート全面に粉末を均一に擦りつけて圧着し，"粉末の薄い膜"を形成することが重要となる。

　図 1.16 ④では，プレート法の特徴である吸湿の低減が確認できる（青矢印部。図 1.16 ②では吸湿による OH 基の裾が認められる）。一方，光の散乱の影響により強い吸収ピークは若干ではあるが鈍化する傾向が確認されたが（図 1.16 ④赤矢印部），ピークの検出波数（横軸）については錠剤法，プレート法において差異は見られず，確認試験への適用は可能であると考えられる。

　ちなみに試料を粉砕せずにプレートを調製すると，図 1.16 ⑤に示すスペクトルが得られる。これは試料の粒子径が大きいために光の散乱の影響を受けてベースラインが浮いた状態を示す。また，プレートの擦りつけた試料が斑（まだら）な状態になることによって強い吸収が得られる箇所と吸収がない箇所が混在し，吸光度が高くないにもかかわらずピーク強度が頭打ちとなる現象が観察されることがある（図 1.16 ⑤赤矢印部）。プレート法におけるこのような現象は，錠剤法やペースト法においても同様に起こり得る。例えば，試料の粒径が大きい場

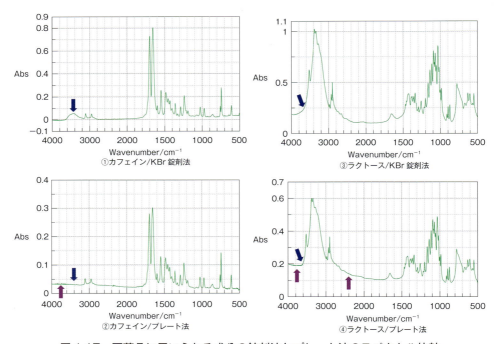

図 1.17　医薬品に用いられる成分の錠剤法とプレート法のスペクトル比較

合〔粉砕（すり混ぜ）不足〕，錠剤における試料の分散が局在化している場合（希釈剤と試料の混合が不十分），塗布したヌジョールの面積が小さく光路から外れている場合，または光路に気泡が入っている状態などで観察されることがある。

(3) 各種試料の性質によるスペクトルの比較

医薬品に用いられる一般的成分を例とした錠剤法とプレート法の比較を行った結果を**図1.17**に示す。カフェインの例では，錠剤法ではピーク形状が極めて良好に検出されているほか，OH基の吸収も観察されている（図1.17 ①，③の青矢印）。一方，プレート法では錠剤法と同様にピーク形状が極めて良好に検出されているが，OH基の吸収は観察されず前処理時の試料への吸湿の影響が少ないことが確認できる（図1.17 ②，④の青矢印）。また，試料を窓板に擦りつける際，試料によっては窓板に吸着しにくい場合があり，吸着量が少ないと吸収が弱くなり，また多すぎると散乱の影響でベースラインの傾きが生じることに留意する必要がある（図1.17 ②，④の紫矢印部分）。

2.2 反射法〔減衰全反射（ATR）測定法〕

反射法には，減衰全反射（あるいは全反射）（Attenuated Total Reflection：ATR）法，正反射（Reflection：RF）法，拡散反射（Diffusion Reflection：DF）法，高感度反射（Reflection Absorption Spectroscopy：RAS）法などがあり，一般に試料の状態によって，透過法の測定が困難な場合に選択されることが多い。最近では，透過法のような希釈などの前処理が不要なことから，ATR法が第一選択的，またはKBr錠剤法などの代替法（通例，KBr錠剤法などと並列的に設定されることが多い）として，規格及び試験方法における確認試験として設定されることが増えてきた。しかしながら，ATR法（反射測定）と錠剤法（透過測定）では測定原理が異なるため，スペクトルの相似性を比較するためには，両法間における原理上の違いを考慮したスペクトル処理が必要となる。

1）ATR法の原理

試料を密着させた高屈折率の赤外透過プリズムに，臨界角より大きな角度で赤外光を入射すると，プリズムと試料の界面で赤外光の全反射が起こる**（図1.18）**。このとき，試料にプリズムからしみ出す光をエバネッセント波といい，試料に特異的な波長（波数）域を吸収するため，この光を測定することで吸収スペクトルに類似するスペクトルを得ることができる。ATRプリズムへの赤外光の臨界角は，プリズムと試料の屈折率に影響を受ける。以下の式1.1で臨界角を計算することができる。

$$\sin\theta \geqq n_2/n_1 \qquad (式1.1)$$

$\sin\theta$：臨界角，n_1：ATRプリズムの屈折率，n_2：試料の屈折率

試料への赤外光のもぐり込みの深さは，波長（波数），赤外光の入射角および試料・プリズムの屈折率に影響を受ける。もぐり込み深さ dp は以下の式1.2で計算することができる。

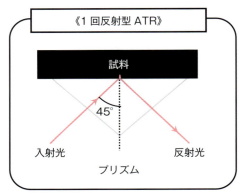

図 1.18 ATR プリズムにおける赤外光全反射のイメージ（1 回反射）

$$dp = \frac{\lambda}{2\pi \cdot n_1 \sqrt{sin^2\theta - \left(\frac{n_2}{n_1}\right)^2}}$$

(式 1.2)

θ：赤外光の入射角，λ：ATR プリズム中の赤外光の波長（空気中の赤外光の波長/n_1），n_1：ATR プリズムの屈折率，n_2：試料の屈折率

　ATR プリズムとして用いられる材質として，ダイアモンド，セレン化亜鉛（ZeSe），ゲルマニウム（Ge）などが用いられる。これらの屈折率の範囲は，約 2.4～4 であるが，屈折率が高くなるほど，もぐり込み深さは浅くなる。例えば，1000 cm^{-1} 付近におけるダイアモンドプリズム（屈折率 2.4）を用いた際のもぐり込み深さは，一般的な入射角 45 度において，約 1.66 μm であるが，高屈折率をもつ Ge（屈折率 4.01）では，同入射角において約 0.65 μm であり，約 2.6 倍の違いがある。一般的な赤外スペクトルの測定範囲では，ダイアモンドプリズムや ZnSe プリズム（屈折率約 2.4，入射角 45 度，測定試料の屈折率 1.50）において，4000 cm^{-1} で約 0.5 μm であるのに対して，400 cm^{-1} で約 5.01 μm であり，約 10 倍の違いを示す。このように低波数になるほどもぐり込み深さは深くなり，ピーク強度は大きくなる。また，入射角が大きくなるともぐり込み深さは浅くなる。これらの ATR スペクトルに影響を与える特性は，式 1.2 により理解することができる。

　ATR 測定を行うためには，臨界角以上の角度で赤外光を入射する必要があり，そのためには，ATR プリズムの屈折率よりも測定試料の屈折率が小さいことが条件としてあげられる。臨界角以上の角度で入射するという条件を満たしてない場合（高屈折率な試料など），異常分散の影響が生じ，得られたスペクトルのピークが透過スペクトルと比べて低波数側へシフトすることがある。

　典型的な ATR プリズムの屈折率は 2～4 の範囲であるが，高分子材料も含む多くの有機化合物の屈折率は約 1.4～1.5 の範囲であり，ほとんどの医薬品原料に対して ATR 測定を適用することができる。

　しかしながら，ATR 法を適用する試料のサンプリングでは，プリズムに試料を密着させ

る必要があり，液体試料，フィルムなどの薄膜状の試料などの表面分析に適しているが，一方で，粉末などの固形試料を測定する際には，適切なスペクトルを得るために工夫が必要な場合がある。特に粒径の大きい固形試料の場合には，プリズムへの密着性が低くなり，十分なピーク強度が得られないことがある。このような場合，粒径を小さくするなどの前処理を行うことで解決できることもある。

2）ATR 法における測定上の留意点

ATR 法では，試料をプリズムに密着させるため，試料を上部より押さえる構造をもつことが一般的である。プリズムの直径は約 1～2 mm であることが多く，同径のクランプを押し付けて試料をプリズムに密着させる（**図 1.19**）。市販されている ATR アクセサリーの多くで，試料をプリズムに密着させる際に，ある一定以上の圧力が試料にかかると，それ以上に力が加わらないようにして，試料を破損しないように調整されている。

粉末試料を測定する場合，試料と接触するクランプの先端部に試料がこびりつくことがある。時には強く擦り取らないとこびりついた試料が取れないことがあり，測定時のコンタミネーションの原因になることがある。このため，測定終了時，測定開始時はもちろんのこと，別の試料を測定する際には注意を払わなければならない。

測定前には，クランプ先端部およびプリズム表面を 2-プロパノールやアセトンなど適切な溶媒を含ませた脱脂綿や布などを用いて拭って洗浄する。プリズム面に何もない状態でバックグラウンドを測定する。続いて，プリズム面が隠れる程度の試料をプリズムに乗せ，クランプを下げることにより，確実に試料をプリズムに密着させる。バックグラウンドを測定した条件で試料を測定してスペクトルを得る。以上により，ATR スペクトルを得ること

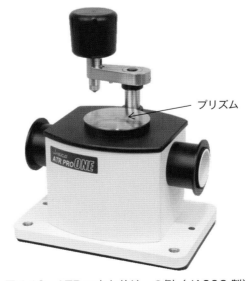

図 1.19　ATR アクセサリーの例（JASCO 製）
直径約 2 mm のプリズムに試料を載せ，クランプにより一定の圧力で試料をプリズムに密着させる

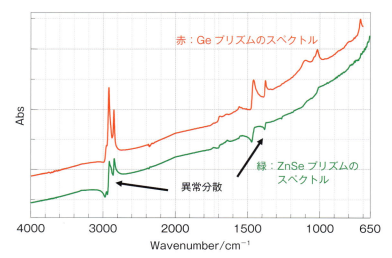

図 1.20　屈折率の高いエチレンプロピレンゴム（黒色ゴム）から得た
ATR スペクトル（正規化処理後）
緑線：ZnSe プリズム，赤線：Ge プリズム

ができる．測定開始直後に表示される初期段階におけるスペクトルを確認する，また，事前に測定前のスペクトルを示す機能等を活用し，得られるスペクトルについて早い段階で判断することも測定を効率的に行うノウハウのひとつである．

トラブル事例

(1) 試料の屈折率とプリズムの選定

　高屈折率をもつ試料を測定した場合のスペクトルを**図 1.20** に示す．ATR プリズムを ZnSe と Ge とした場合のスペクトルを比較した．緑線が ZnSe，赤線が Ge を ATR プリズムとして用いた場合のスペクトル（正規化処理済）を示す．試料はエチレンプロピレンゴムで，屈折率は 1.48 である（実際にはカーボンの含有量により高屈折率を示す）．Ge（屈折率 4.01）から得たスペクトルと比較して，試料と屈折率の近い ZnSe（屈折率 2.4）では，吸収の強いピークほど歪みが観察されている．このような場合，試料の屈折率と大きな差をもつ ATR プリズムを選択すると歪みが解消される．ちなみに矢印は，前述の臨界角以上の角度で入射するという条件を満たしてないために起こる異常分散による影響が生じている部分を示している．また，これらのスペクトルでは，ベースラインが右上がりに曲がっているが，これは試料のエチレンプロピレンゴムが高濃度のカーボンを含んでいることに起因する．

(2) 不適切な洗浄に起因するコンタミネーション

　ATR プリズム表面に残っている汚れがスペクトルに影響を与えることがある．**図 1.21** は，ATR プリズムへの付着性が高いオリーブオイルを測定した後の洗浄が不十分であったために，残存するオリーブオイル由来のピーク（緑の矢印）が検出された例である（赤線のスペクトル）．適切に洗浄した後に測定したスペクトル（青線）では，これらのピークは消

■第1章■
赤外スペクトル測定法

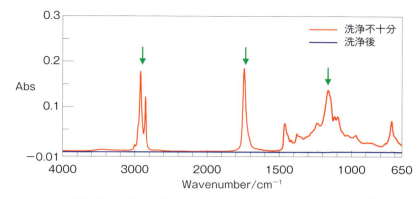

図1.21 洗浄が不十分なATRプリズムから得たスペクトルと洗浄後のスペクトル
赤線：洗浄不十分，青線：洗浄後

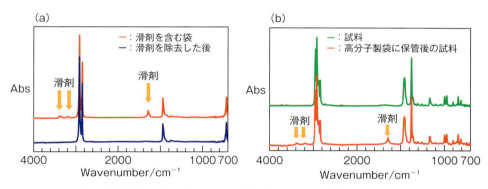

図1.22 高分子製の保存袋に含まれる滑剤のピークが観察されたスペクトル

失した。

　コンタミネーション由来のピークが検出されることで，試料のピークと見誤る可能性がある。このようなリスクを回避するためにはサンプル測定の後，洗浄を行い，そのままの状態でサンプル測定を実行する。ここでコンタミネーションがある場合は残存する成分のピークが検出される。洗浄が十分であれば吸収をもたないスペクトル（バックグラウンド測定時との環境変化によるCO_2や装置由来のノイズは観測される）になることを確認し，次の測定を行う。

（3） 保存袋に起因するコンタミネーション

　試料の保存に用いる容器によりコンタミネーションが発生することがある。**図1.22**に高分子製の透明の袋に含まれる滑剤が検出された例を示す。試料の保管にビニール袋を用いた場合に，試料表面に滑剤が付着することがある。同図aのチャートは，滑剤を含む袋から得たATRスペクトル（赤線）と滑剤を除いた袋から得たATRスペクトル，また同図bのチャートは，滑剤を含まない袋から取り出した試料から得たATRスペクトル（緑）と滑剤

を含む袋から取り出した試料から得たATRスペクトルを比較したものである。オレンジの矢印は滑剤由来のピークを示している。

このようにATR測定では，錠剤法などの透過測定と比較して，試料表面のごく浅い局所的なエリアの分光情報を得るため，わずかな外部由来成分が試料に付着しただけでもスペクトルへのコンタミネーションの影響が生じやすいことに留意する必要がある。

3) ATR法におけるプリズムの選択

ATR測定では，ATRプリズムとして用いられる材質と赤外光の入射角がスペクトルに影響を与える。第十七改正日本薬局方 一般試験法 赤外吸収スペクトル測定法＜2.25＞[3]では，ATR法について，「ATR（減衰全反射）プリズム面に試料を密着させ，その反射スペクトルを測定する。」と規定しており，ATRプリズムの種類ならびに赤外光の入射角について，特に規定していない。したがって，ATRプリズムとして一般に用いられるダイアモンド，セレン化亜鉛（ZnSe），ゲルマニウム（Ge）などのいずれを用いても差し支えない。通例，赤外吸収スペクトルは4000 cm^{-1}〜400 cm^{-1}の範囲で測定するが，用いるATRプリズムの種類によっては全範囲にわたりスペクトルが得られないことがある。また，"規格及び試験方法"および日本薬局方の医薬品各条などにおけるATR法を用いた赤外吸収スペクトル測定法の記載では，試験条件においてATRプリズムの種類は，通例，規定しない。

ATRプリズムの種類が異なる場合，スペクトルに現れる最も大きな違いは，プリズムの屈折率の違いに起因するピーク強度の違いである。**図 1.23**にトルエンを例として，ダイアモンド，ZnSe，Geプリズムを用いた際のスペクトルを示す。屈折率が約2.4のダイアモンドとZnSeの場合，屈折率が高いプリズムと比べ，試料へのもぐり込み深さが大きくなるため，ピーク強度は大きくなるが，屈折率が約4.0のGeの場合では，ダイアモンド，ZnSeと比べてピーク強度は小さくなり，検出感度は低くなる。

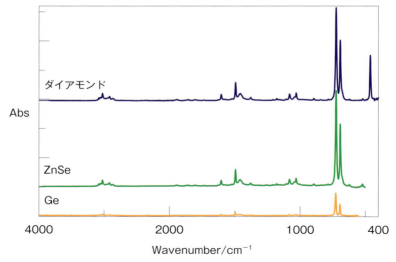

図 1.23　プリズムの違いによるスペクトルの例（トルエン）

表 1.1　各種プリズムの特徴

プリズム	屈折率 (n_1)	もぐりこみ深さ dp (1000 cm^{-1})	全反射するサンプルの屈折率 (n_2)	低波数の測定限界
ダイアモンド	2.4	約 2.0 μm	1.7 以下	～400 cm^{-1}
ZnSe	2.4	約 2.0 μm	1.7 以下	～550 cm^{-1}
Ge	4.0	約 0.6 μm	2.8 以下	～650 cm^{-1}

プリズム	特長	得意なサンプル	不得意なサンプル	留意点
ダイアモンド	強度，耐久性 測定範囲 スループット良	硬い粉体，一般有機物	高屈折率サンプル	2000 cm^{-1} 付近に吸収があるためこの領域での SN 比は悪くなる
ZnSe	スループット良	一般有機物	硬い粉体，酸・アルカリ高屈折率サンプル	粉体や凹凸のあるサンプルの場合はダイアモンドを推奨
Ge	高屈折率サンプル 最表面の分析	カーボンを含有したサンプル	硬い粉体，酸・アルカリ	もぐり込み深さが浅いため縦軸強度は弱くなる

　さらにこのトルエンを例としたスペクトルから，各プリズムにおいて高波数側に比べて低波数側の方が強い吸収を示していることが見て取れる。

　各種プリズムの特徴について**表 1.1**に示す。1000 cm^{-1} における赤外光の試料へのもぐり込み深さの理論値は，ダイアモンドと ZnSe で約 2 μm，Ge で約 0.6 μm である。ダイアモンドと ZnSe の比較では，①低波数側の測定限界が，ダイアモンドが 400 cm^{-1} であるのに対して ZnSe が 550 cm^{-1} であること，②ダイアモンドの方が強度・耐久性が高く，硬い粉末サンプルでも測定可能であること，③高屈折率の試料に対しては異常分散が起こりやすく両者ともに不得意，であるが，さらに④ ZnSe は酸・アルカリ性の試料の測定が不得意であること，などから，一般にダイアモンドプリズムを選択することが多い。ただし，ダイアモンドプリズムは 2000 cm^{-1} 付近に吸収があるため，この波数領域における SN 比は悪くなる。以上の特徴を理解し，測定対象あるいは目的に適した ATR プリズムを選択することが望ましい。

4）異常分散と ATR 補正

　試料の屈折率が大きい場合，特に屈折率の小さい ATR プリズムを用いて測定すると，異常分散が発生することがある。異常分散は，試料と ATR プリズムとの屈折率と消衰係数の相関によって，吸収をもつ波数付近で屈折率が急激に変化する現象で，ATR スペクトルに歪みが生じ，その結果，透過法により得たスペクトルと比較して，ピークが低波数側にシフトする。熱可塑性プラスチックの一種であるポリメタクリル酸メチル（polymethyl methacrylate：PMMA）を例とした，透過スペクトルのピークにおける吸光度，屈折率および ATR スペクトルのピークの変化について**図 1.24**に示す。PMMA は 1730 cm^{-1} 付近に吸収〔透過スペクトル（緑線）〕をもつが，この吸収付近で屈折率（赤線）が異常分散し，ATR スペクトル（青線）が透過スペクトルと比較して低波数側にシフトしている。これは臨界角以上の角度で入射するという条件を満たしてない部分で正反射が発生することによ

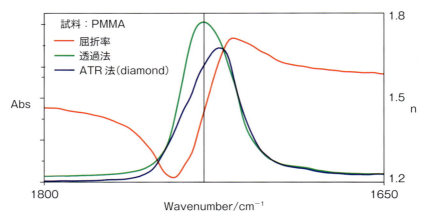

図 1.24　透過法および ATR 法で得た PMMA のピークにおける吸光度および屈折率の変化

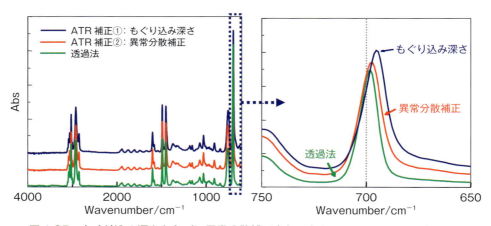

図 1.25　もぐり込み深さならびに異常分散補正を行ったトルエンの ATR スペクトル

る．また，このピークの歪みには赤外光のもぐり込み深さも影響している．

したがって，ライブラリー検索などの機能を利用して透過スペクトルと比較する場合，もぐり込みの深さと異常分散を考慮にいれなければならない．市販されている ATR 測定が可能なほとんどの赤外分光光度計で，各メーカーで呼び方は異なるが，「もぐり込み深さ補正」や「異常分散補正」などの ATR 補正機能が搭載されており，この機能を活用することにより透過スペクトルとの比較が可能となる．

もぐり込み深さ，異常分散補正を行ったポリスチレンの ATR スペクトルをそれぞれ**図 1.25** に示す．青線はもぐり込み深さを補正した ATR スペクトル，赤線は異常分散補正を行った ATR スペクトル，緑線が透過スペクトルをそれぞれ示す．4000 cm^{-1}〜750 cm^{-1} の波数範囲で透過スペクトルと同様のスペクトルパターンを示したが，もぐり込み深さに関する補正のみでは，700 cm^{-1} 付近のピークはシフトしたままである．

このような ATR 補正は，例えば，ATR 法で測定したスペクトルをライブラリーと比較

第1章
赤外スペクトル測定法

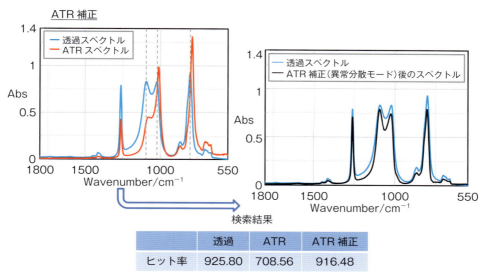

図 1.26 補正前後の ATR スペクトルと透過スペクトルの比較

する場合などに有用な手法である。

　ある化合物の ATR スペクトルと透過スペクトルをそれぞれ**図 1.26** に示すが，1800 cm^{-1}〜750 cm^{-1} にかけて異常分散に由来するスペクトルパターンの相違が観察されている。ATR スペクトルのライブラリーにあるスペクトル（透過スペクトル）とのヒット率（分析装置付属のソフトウェアにより名称および数値表示は異なる可能性がある）は約 701（70％）であったが，異常分散補正を行うことにより，その数値は約 916（91.6％）と高まった。別に得た透過スペクトルのライブラリーのスペクトルのヒット率は約 926（92.6％）であり，異常分散補正を行うことでヒット率（一致性の予測精度）は著しく向上することがわかる。最近では，少量の試料で簡便に赤外スペクトルが得られることから ATR 法が普及しつつある。前述したように ATR スペクトルは，ATR プリズムと赤外光のプリズムへの入射角度の影響を受ける。これらの分光特性により，ATR スペクトルのライブラリーを構築するには種々の条件を設定する必要があり，全ての条件に対応することは容易ではない。このため，ATR スペクトルを補正し，透過スペクトルのライブラリーを活用することが現実的であると思われる。

5）規格試験における ATR 法の設定

　承認規格の確認試験において赤外吸収スペクトル測定法を設定する際には，原則的に錠剤法（透過法）が設定されることが多い。これは，希釈剤として用いるハロゲン化アルカリの多くが中赤外スペクトルの測定で期待される波数範囲においてほとんど吸収がないことが大きな理由であり，適切なスペクトルを比較的容易に得ることができるなどの利点もある。しかしながら，最近の傾向として，設定する前処理が不要で少量の試料を用いることで簡便に測定でき，品質管理業務の効率化にも寄与が期待される ATR 法を設定するケースが増えて

いる．通例，錠剤法を用いた標準品との比較ならびに参照スペクトルの規定とATR法を用いた標準品との比較による規定が並列的に設定されることが多い．ATR法の場合，前述したような分光学的特性があるため，参照スペクトルの設定は容易ではなく，このためATR法では標準品との比較による方法が規格試験法として要求されている．

製剤の場合は複数の添加剤成分が混在しており，原則として，有効成分の抽出物を用いる方法が設定されることが多い．また，添加剤などの構成成分が異なる可能性があるため，原則として参照スペクトルによる方法を規定することは推奨できない．特にATR法の場合，直径1～2 mm程のATRプリズムに載せた試料に対するわずか数μmのもぐり込み深さから得たスペクトルである．すり混ぜた試料の粒径，各成分の均質性，共存成分の影響などがスペクトルの再現性に大きく影響するものと考えられる．このため，製剤の確認試験として赤外吸収スペクトル測定法を設定する場合，原則としてATR法を設定することは望ましくない．

6）錠剤法（透過法）からATR法への変更

錠剤法からATR法への変更については，透過法と減衰全反射法と測定原理が異なるため，この違いを考慮した変更のバリデーションが必要となる．ここでは，原薬を対象とした分析法の変更のバリデーションのアプローチについて提案する．

（1） ATR法における分析法のバリデーション

確認試験に設定する分析法の場合，評価を行う分析能パラメータとして特異性が要求される．原則として，スペクトル（ピーク）の再現性があること，また分析対象化合物に由来する化学構造を反映するピークが適切に観察できることで，主要なピークに対する帰属が必要となる．これらについては，赤外吸収スペクトル測定法の設定において一般的にいえることで，ATR法でも同様である．ATR法として単独で分析法のバリデーションを実施する場合，あえて透過スペクトルと比較する必要はない．前述のように，ATRスペクトルでは測定原理上，もぐり込み深さと異常分散が影響を与えるが，プリズムの種類が限定的である場合には，スペクトルに再現性があり，かつ主要な化学構造に由来するピークが観察できていればよい．

ATR法に関する分析法バリデーションを実施する場合，必ずしも日本薬局方参照赤外吸収スペクトルで見られるような縦軸を透過率（%T）にする必要はなく，縦軸を吸光度，横軸を波数とするスペクトル（本項で示すATRスペクトルはY軸を吸光度で表記している）のままで差し支えない．ソフトウェア上で%T表記に変換したATRスペクトルをしばしば見かけるが，ATRスペクトルは透過スペクトルと異なるので，透過率（%T）で表記するのは厳密にいえば誤りであり，正しくは反射率（%R）で表記されるべきであろう．提示されたスペクトルに測定モードの記載がない場合には，透過スペクトルなのか，あるいはATRスペクトルなのか容易な識別ができないこともある．最近では多くのFTIRで付属品を識別してスペクトルに情報を示す機能がついている．この機能を有効に活用することで，透過スペクトルとATRスペクトルの識別が容易にできるようになった．

（2） クロスバリデーションによる透過法との比較

透過法からの変更として，妥当性を検証する場合には，透過スペクトルとの一致性が要求されることがある。ただし，クロスバリデーションの実施では，それぞれの分析法がバリデートされている必要があるので，「(1) ATR法における分析法バリデーション」のように，設定した条件でATRスペクトルが適切に得られることを示すのが前提となる。この上で，ATR補正を行い，透過スペクトルとの一致性を確認するとよい。ただし，ATR補正により透過スペクトルで得られる帰属済みの複数のピークと一致する場合には，ATR法のバリデーションを省略することもできるかも知れない。この場合，透過スペクトルとの比較に用いるピークは，化学構造にある主要な官能基を網羅していることが望ましい。

3 データの信頼性保証

3.1 医薬品の品質管理業務における保守点検（バリデーションの実施）

赤外分光器で用いられる光源，検出器および各種光学素子には寿命があり，常に最適な状態で使用するためには定常的に性能を確認し，管理する必要がある。赤外分光光度計の性能確認では，一般的に，分析機器メーカーや各種機関・団体等で提唱するバリデーション〔性能確認試験（妥当性確認）〕項目を利用することが多い。分析機器におけるバリデーションでは，メソッドバリデーション，ソフトウェアバリデーションなどがあるが，医薬品の品質管理業務における保守点検などでは，装置が目的に適った性能を維持していることを確認するためにハードウェアバリデーションを実施する。

赤外分光光度計のハードウェアバリデーションに関する各規格での試験項目を**表1.2**に示す。波数正確さ，波数再現性（繰返し性）など10種類の試験項目があげられるが，日本薬局方（JP）や欧州薬局方（EP）では，波数の正確さ，波数の再現性（繰返し性），透過率の再現性（繰返し性），分解能の4項目を規定している。日本工業規格（JIS）では，これらの4項目のほか，透過率の変化など，計8項目のバリデーション項目を行うことを提案して

表1.2　各規格におけるバリデーション項目

試験項目	治具	JP	ASTM	EP	JIS
波数正確さ	PS	○		○	○
波数繰返し性	PS	○		○	○
透過率繰返し性	PS	○		○	○
分解	PS	○		○	○
透過率の変化	ガラス				○
エネルギースペクトル	―		○		
透過率100%	―		○		
ポリスチレン差スペクトル	PS		○		
透過率0%	ガラス				○
直線性	任意				○

PS：ポリスチレンフィルム

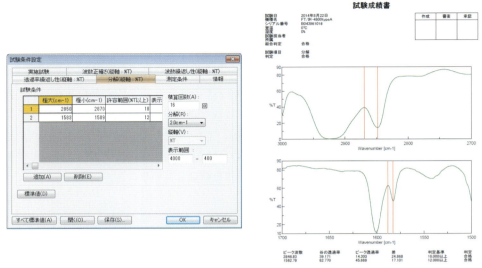

図 1.27　ソフトウェアプログラムを用いた分解能の評価の一例

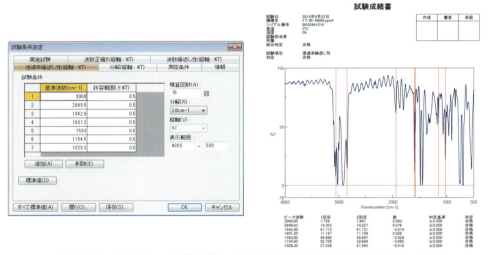

図 1.28　ソフトウェアプログラムを用いた透過率の再現性の評価の一例

いる。

　赤外分光法を医薬品の試験に用いる場合，原則として，日本薬局方 一般試験法 赤外吸収スペクトル測定法 ＜2.25＞[3]の規定を満足する必要がある。一般試験法では，主に，原理，装置，点検項目，測定法，評価方法などが規定されている。この中の点検項目では，試験検査への装置の使用に先立ち，装置が備えていなければならない要件に関して記述している。点検項目は，波数の正確さ，分解能，透過率の再現性，波数の再現性について，ポリスチレンフィルムを用いて確認する。

　分解能については，日本薬局方では，ポリスチレンフィルムから得た2つのピークの極大（山）と極小（谷）の差が基準を満足しているかどうか確認する。具体的には，「2870 cm^{-1}

第 1 章
赤外スペクトル測定法

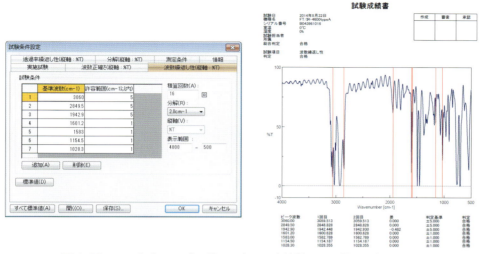

図 1.29　ソフトウェアプログラムを用いた波数の再現性の評価の一例

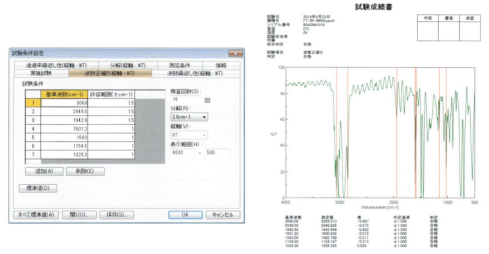

図 1.30　ソフトウェアプログラムを用いた波数の正確さの評価の一例

付近の極小と 2850 cm^{-1} 付近の極大における透過率（%）の差が 18% 以上」，また「1589 cm^{-1} 付近の極小と 1583 cm^{-1} 付近の極大における透過率（%）の差が 12% 以上」であることを確認する（**図 1.27**）。

　透過率の再現性（繰返し性）については，ポリスチレンフィルムを 2 回測定し，日本薬局方で定めているポリスチレンの特性吸収波数の中からいくつかのピークを指定して，判定基準（±0.5% 以内）を満たしているかどうか確認する（**図 1.28**）。

　波数の再現性（繰返し性）のチェックも透過率の再現性のチェックと同様にポリスチレンフィルムを用いて 2 回測定を行い，3000 cm^{-1} 付近および 1000 cm^{-1} 付近のいくつかのピークを選定して判定基準を満足していることを確認する（**図 1.29**）。

波数の正確さのチェックでは，基準波数に対する実測波数のずれを確認する。基準波数として，3060.0 cm^{-1}，2849.5 cm^{-1}，1942.9 cm^{-1}，1601.2 cm^{-1}，1583.0 cm^{-1}，1154.5 cm^{-1}，1028.3 cm^{-1} の7波数が規定されている。高波数側の3波数におけるずれの許容範囲は，±1.5 cm^{-1}，その他の基準波数のずれの許容範囲は ±1.0 cm^{-1} である **(図 1.30)**。許容範囲を超えてずれている場合には，補正を行う必要がある。

これらの点検項目をチェックする間隔の目安は概ね1ヵ月に1回が推奨されることが多いが，装置（分析機器メーカー）によって異なる場合には，その推奨された間隔で行うことで差し支えない。

3.2 校正とメンテナンス

GMP品質管理において，理化学試験の信頼性確保のために装置の校正は不可欠である。

装置によって，推奨される校正の頻度は異なることもあるが，概して1年に1度の頻度で校正を行うケースが多いと思われる。また，校正に用いられる冶具（この場合はポリスチレンフィルム）についてはトレーサビリティが取れたものを用いることが重要である。未校正の装置は医薬品の品質試験に用いることはできない。校正を適切に完了した装置には校正済証が貼付され，あわせて校正の有効期限または次回校正日が示される。校正の期限を超過した装置はもちろん使用できないため，誤って用いることがないように区別するための措置を講じなければならない。もし，校正でパスしなかった場合，その装置を適切な措置を講じるまで品質試験に用いることはできないが，あわせて校正時に発見された装置の不備が，前回の校正から今までに得た試験結果にどのような影響を与える可能性があるか調査しなければならないだろう。もし，その影響が規格値の判定につながる可能性があるようなら，出荷済の医薬品への対応もしなければならない。年に一度の校正作業以外にも，定期的な点検作業として，これらの項目をチェックしておくとよい。最近の装置では，バリデーションに関するプログラムを搭載しているものもある。バリデーションに関するプログラムの例を**図**

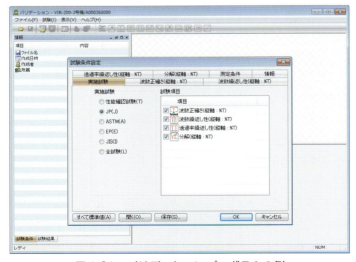

図 1.31　バリデーションプログラムの例

1.31に示す．機種によって画面は異なるが，日本薬局方 一般試験法で規定している項目があらかじめ設定されており，装置購入時に付属されているポリスチレンフィルムを用いれば容易に点検項目をチェックできる．

3.3 装置の適格性確認

装置の適格性確認には，以下の4ステップがある．

① 設計確認（Design Qualification：DQ）
② 据付時確認（Installation Qualification：IQ）
③ 稼働性能確認（Operation Qualification：OQ）
④ 稼働時性能確認（Performance Qualification：PQ）

この中で，PQが日常のメンテナンスにおいて必要な適格性確認項目となる．

日常点検では，装置が試験に必要とされる（使用目的に適した）性能を維持していることを検証し，記録する．これにより，日常の測定において，装置が一貫して高い信頼性をもち，正確な分析を行っていることを確認することができる．

一方で，新たに導入される（または移設などを行った）装置が仕様に基づいて適切に設置されたことを確認することがIQ，また据付けた装置が所定（初期）の性能，機能を有し，実使用に問題のない範囲で正常に動作することを確認することがOQであり，それぞれ確認したことを記録，文書化する．

これらの適格性確認により発行される証明書は，装置が適切に設置され，目的に適った分析が可能であることを示す資料として，GMP品質管理上，重要な役割をもつ．

3.4 スペクトルの確認作業

スペクトルの確認方法として，標準品による確認，参照スペクトルによる確認，吸収波数による確認，が日本薬局方 一般試験法 赤外吸収スペクトル測定法＜2.25＞[3]で規定されている．このうち，参照スペクトルとの比較による方法については，「両者のスペクトルが同一波数のところに同様の強度の吸収を与えるとき，試料と確認しようとする物質の同一性が確認される．」とされ，主に目視により日本薬局方に規定されている参照スペクトルと比較することが多いと思われる．目視の場合，判定者のスペクトルの見方や判断基準に左右されることがあるが，装置の適合性が確保されている場合，参照スペクトルとの相違は，前処理あるいは測定時の周囲の環境，希釈剤の状態や希釈率などにより発生することが多い．スペクトルの違いが試料の本質に関わるものではなく，測定時の環境に起因するものであるということを理解した上で判定を行うことが重要である．

標準品による確認では，「試料の吸収スペクトルと標準品の吸収スペクトルを比較し，両者のスペクトルが同一波数のところに同様の強度の吸収を与えるとき，試料と標準品の同一性が確認される．」と規定している．原則として，標準品と試料について，同一の作業者がほぼ同時あるいは短い間隔で連続して処理を行い，同じ装置を用いて測定するため，装置間差や作業者による操作のばらつきなどは比較的小さくなることが期待されるが，「同一波数のところに同様の強度の吸収を与える」ことの確認を客観的に示すためには，スペクトルの

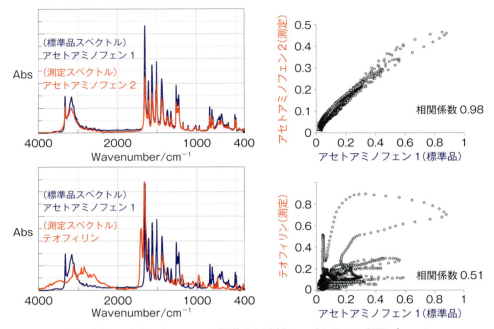

図 1.32 アセトアミノフェン標準品と試料のスペクトルの相関プロット
（上側：アセトアミノフェンが試料の場合，下側：テオフィリンが試料の場合）

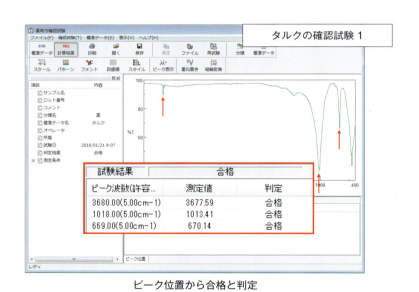

ピーク位置から合格と判定

図 1.33 確認試験における試料スペクトルの波数判定の例

同一性を数値などにより評価することが望ましい。例えば，標準品のスペクトルと試料のスペクトルをソフトウェア上で比較し，相関性を求める方法などがあげられる。アセトアミノフェンの標準品のスペクトルと2種類の試料のスペクトルとの比較の例を **図 1.32** に示した。この図では，透過率ではなく，吸光度のスペクトルを用いて比較した。同図上側のスペ

クトルは，アセトアミノフェン標準品と試料（アセトアミノフェン）のスペクトルを示すが，標準品のスペクトルと試料のスペクトルの相関プロットにおける相関係数は 0.98 であり，極めて相似性が高い結果を示している。一方，同図下側は，テオフィリンを試料として得たスペクトルであり，両スペクトルの相関プロットにおける相関性は低く，両者は異なるスペクトルであることを示している。この相似性による確認試験の判定は装置に搭載されているソフトウェアを用いて行い，波数の範囲と閾値（この例では，相関係数 0.80 以上を合格としている）の設定により行ったものである。

　吸収波数による確認では，「試料による吸収が，規定されたすべての吸収波数で明確に認められるとき，試料と確認しようとする物質の同一性が確認される」とある。一般的には，試料のスペクトルのピーク位置と規格値を比較することで判定する。ソフトウェアプログラムによる判定画面を**図 1.33** に示すが，もちろんスペクトルチャートのピーク位置と規格値の比較でも差し支えない。吸収波数による確認は，標準品による確認と異なり，規格値に対して測定した試料の特性吸収の波数を比較するため，波数の正確さや波数の再現性などが保証されていない場合，試験判定に影響が生じる可能性があることに留意しなければならない。

参考文献

1) 日本工業規格（JIS）K0117 赤外分光分析通則（2000）
2) 医薬品医療機器レギュラトリーサイエンス財団編：日本薬局方技術情報 2011, p 109 "2.25 赤外吸収スペクトル測定法"，じほう（2011）
3) 厚生労働省：第十七改正日本薬局方，厚生労働省告示第 64 号，平成 28 年 3 月 7 日，一般試験法 赤外吸収スペクトル測定法＜2.25＞

第2章 ラマンスペクトル測定法

はじめに

　ラマン分光法は試料を非破壊で測定でき，手軽に分子振動スペクトルが得られることから，近年，製薬分野で注目を集めている分析法の1つである。特にわが国のPIC/S加盟に際して，原料受け入れ時の全数検査など，品質管理業務が煩雑になることが予想される中で，効率化に寄与する分析手段の1つとして期待されている。

　ラマン分光法の原理であるラマン効果は1928年にインドのC.V. Raman博士により発見された。しかしながら，ラマン散乱光の強度は入射光と比べて非常に微弱であることから，実際に活用され始めたのは，レーザーが実用的に用いられるようになり，顕微鏡にラマン光学系が搭載された顕微ラマン装置が開発された1970年代に入ってからのことである。その後，レイリー散乱光を効率的に除去可能なフィルターやCCD検出器が開発され，半世紀近くにわたる歴史の中で高性能，小型化などの改良が進められて現在に至っている。

　ラマン分光法は，試料を非破壊で測定できる手軽さはあるものの，分光学的に適切なラマンスペクトルを得るためには，散乱光測定に特徴的な留意点があり，このため十分なラマン分光法に関する知識と経験を基にした"技術"が必要である。そういった点からは，中赤外分光法や近赤外分光法などの"吸収スペクトル"測定法の方が，前処理などの煩雑な操作が必要ではあるものの，比較的容易に分光測定を行うことが可能である。

　JIS K0215 分析化学用語（分析機器部門）(2004)[1] では，ラマン分光法は表面分析機器に分類され，「ラマン散乱によって現れるスペクトルを対象とする分光法」と定義されていたが，2016年改正のJIS K0215[2] では，光分析機器への分類に変更され，「ラマン散乱光を分光し，得られたラマンスペクトルから分子構造を解析する方法」と定義も変更された。表面分析機器から光分析機器への分類の変更は，液体試料や薄膜などの前方散乱（近年，「透過」と表記されているのを散見する）測定などが行われている実態を踏まえたことも変更理由の1つであると思われる。

　ラマン分光法は試料表面の微細領域にレーザー光の焦点を合わせて効率的に後方散乱光を得る分光法であることが，吸収スペクトル測定法（赤外分光法，近赤外分光法，テラヘルツ/遠赤外分光法など）との大きな違いであり，これはラマン分光法の利点でもある。具体的には，数μm程度までレーザー光の照射径を絞り，高い空間分解を有するスペクトル情報が得られる従来からのラマン分析法は，試料から発せられるラマン散乱光を妨害する蛍光の影響を減じることにも寄与している。一方で，最近の製薬分野においてラマン分光法に期待される活用の多くは，"手軽に，かつ非破壊"で試料の定性・定量的分析を行うことに向けられており，原料の受入れ試験への適用や前方散乱（透過）測定による有効成分の定量分析

への試みなど，いわゆるマクロ測定によるラマン散乱分光が多くなりつつなる．

1 原理，装置構成

　光が物質に当たると，光の物質に対する吸収および散乱現象が発生する**（図2.1）**。通常，入射光と同じ波長の散乱光はレイリー散乱光といい，例えば，私たちの身の回りでは，空の青さや夕焼けの赤味などは，レイリー散乱がもたらす現象として身近に見ることができる。一方，物質と相互作用することで入射光と異なる波長をもつ散乱光が発生する。これをラマン散乱光という。入射光の波長とラマン散乱光の波長の差は，物質の分子振動のエネルギーに相当するため，異なる分子構造や結晶構造をもつ物質間で異なるラマン散乱光のパターン（ラマンスペクトル）が得られる。エネルギーのシフト量は分子や結晶の振動数に対応し，この振動数は分子や結晶に固有の値をもつことから，シフト量を調べることで分子や結晶の同定や構造解析を行うことができる**（図2.2）**。

　入射光の振動数を ν_0 とし，分子の振動数を ν とすると，レイリー散乱光（ν_0）を中心として，低い振動数（入射光の波長に対して長波長側）に出現するラマン散乱をストークスラマン散乱（$\nu_0-\nu$），高い振動数（入射光の波長に対して短波長側）に出現するラマン散乱をアンチストークスラマン散乱（$\nu_0+\nu$）と呼ぶ**（図2.3）**。ストークス領域およびアンチストークス領域のラマンシフトは対称的であり，またストークス領域の方がラマン散乱光の強

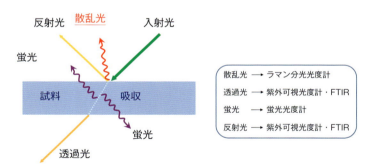

図2.1　光と物質の相互作用

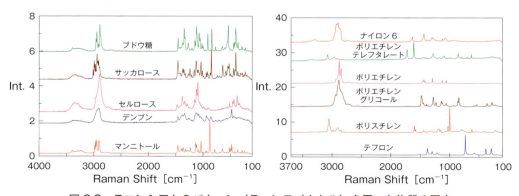

図2.2　ラマンシフトのパターン（ラマンスペクトル）を用いた物質の同定

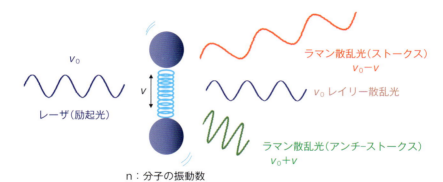

図2.3　分子（官能基）の振動数とラマンシフトのイメージ

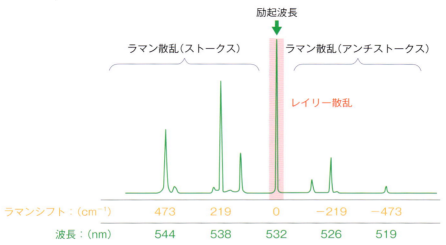

図2.4　励起光の波長に対して長波長側（ストークス）および短波長側（アンチストークス）におけるラマンシフト

度が大きいことから，通例，ストークス領域のラマンシフトを利用することが多い（**図2.4**）。

　ラマン分光器の一般的な装置概略図を**図2.5**に示す。光学系としてはシンプルであり，光源（現在はほとんどがレーザーを用いている）からの照射光が試料に当たり，発生した散乱光（レイリー散乱光とラマン散乱光）からレイリー散乱光を除去するフィルターを光路に備えることで効率的にラマン散乱光を取り出す。フィルターを通過したラマン散乱光は，回折格子によって分光され，CCD検出器によって検知される。市販されているラマン分光器の多くは顕微鏡を搭載しており（顕微ラマン分光器と称することもある），測定部分を可視光で観察しながら測定することが可能である。また，レーザー光源の励起波長とフィルターの選定によって，観察できるラマンシフトの範囲を変えることもできる。例えば，レイリー光除去フィルター（ノッチフィルターなど）が1枚の場合では，一般的に150 cm^{-1}〜100 cm^{-1}程度の低振動数ラマンシフトまで観察できるが，装置はやや大型になるものの複数枚

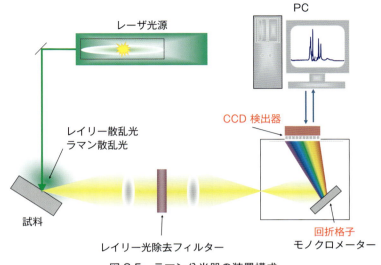

図 2.5 ラマン分光器の装置構成

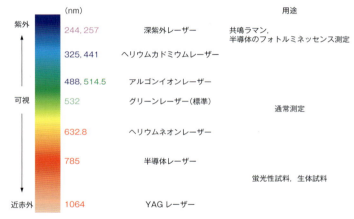

図 2.6 ラマン分光法に用いられる励起レーザーの種類

（通常3枚）組み合わせることにより数 cm^{-1} までの低振動数ラマンシフトを得ることも可能である。この領域は主としてフォノン振動が得られるが，結晶多形解析も含めた医薬品の定性分析においては十分に低い振動数まで観察することが可能であり，ラマン活性をもつフォノン振動の取得に役立っている。

　ラマン分光法に利用される励起レーザーの種類を**図 2.6** に示す。励起レーザーの種類は紫外から近赤外まで幅広く用いることができるが，一般的には 532 nm のグリーンレーザーから 1064 nm の YAG レーザーまでの励起波長のレーザーが選定されることが多い。多くのラマン分光器では，デフォルトで 532 nm のグリーンレーザーと 785 nm の半導体レーザーの 2 種類の光源が搭載されていることが多いが，最近では，蛍光の影響を減じることができる YAG レーザーを第一選択的に用いることも多いと聞く。特に蛍光の影響はラマンスペク

トルを取得する上で妨害となるため，その影響を避けるために長波長励起を用いることは選択肢の１つである。しかしながら，ラマン散乱光の強度は励起波長が長波長になるにしたがって弱くなるため，レーザー出力を上げる必要が出てくる。この場合，レーザー光照射による試料のダメージは，単純に出力に依存することを意識しておく。一般に，レーザー出力が高まることで"焦げ付きによる損壊"を気にすることはあるが，見た目に焦げ付きはなくても，レーザーのエネルギーによる分子レベルでの損傷を受ける可能性はあるため，長波長の励起光を用いる場合には注意を要する。このため，ラマンスペクトル測定に慣れた分析者の中には，最初は短波長の励起光（通例，532 nm）を選定して，できるだけ出力を小さくしながら蛍光の影響を減じる条件設定を検討する者も多い。詳細については後述するが，このことはラマン分光法（吸収スペクトルではなく散乱スペクトルの測定）を行う上で理解しておくことは重要である。

2 分子振動における赤外活性とラマン活性モード

　分子振動には赤外活性とラマン活性の２つのモードが存在する。双極子モーメントの変化する振動が赤外活性（赤外吸収ピークが強くでる）で，分極率の変化する振動がラマン活性（ラマン散乱ピークが強くでる）である。したがって，対称中心のある分子の場合，赤外活性の基準振動はラマン活性ではなく，ラマン活性の基準振動は赤外活性ではない。さらに，赤外吸収の強度が大きい基準振動（主に双極子モーメントの変化する振動）はラマン散乱の強度が小さく，ラマン散乱の強度が大きい基準振動（主に分極率の変化する振動）は赤外吸収の強度が小さい。これが，赤外吸収スペクトルとラマン散乱スペクトルは相補的であるといわれる所以である。

　例えば，**図 2.7** にL-シスチンの赤外吸収スペクトル（透過スペクトル）とラマン散乱スペクトルを示す。赤線が赤外吸収スペクトル，青線がラマン散乱スペクトルを示すが，双極

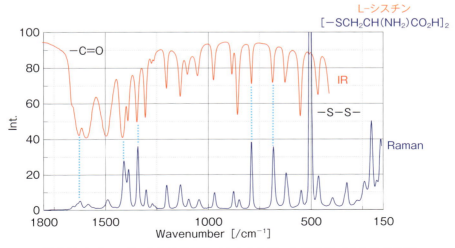

図 2.7　L-シスチンの赤外吸収スペクトルとラマン散乱スペクトルの比較

子モーメント（電荷の偏りが大きく変化するような振動モードである C＝O や OH は，赤外活性を示し，赤外吸収ピークが強く現れる。一方で，S-S，C-C，CN のような分極率（電子雲の体積）が大きく変化するような対称性の高い振動モードでは，ラマン活性が強くなり，ラマン散乱ピークが強く現れる。

3 ラマンスペクトルの測定に影響を与える因子

3.1 蛍光による妨害
1）蛍光の原理とラマンスペクトル

　光が物質に当たると励起光のエネルギーで励起状態（エネルギーの高い状態）となるが，不安定な状態であるため，速やかに基底状態（元の状態）となる。この際に吸収したエネルギーの多くは熱エネルギーとして放出されるが，一部は光エネルギーとなり，蛍光として観察される（**図 2.8**）。励起光の照射停止後に放出される光エネルギーのうち，発光の寿命が短いものを蛍光，寿命が長いものをりん光と呼び区別することがある。一般的に，蛍光のエネルギーは励起光のエネルギーよりも小さいため，励起光の波長よりも長波長（低振動数，低波数）側に観察される。蛍光は物質に特徴的であり，励起波長を変えても蛍光波長は変化しない。

　一方で，ラマン散乱光は，「1. 原理，装置構成」に記述の通り，物質の分子振動に相当する励起光とラマン散乱光のエネルギーの差（振動数，波数）で得られるため，励起波長を変えるとラマン散乱のピーク波長も変化するが，市販されているラマン分光器では，一般的に励起波長を基準としたラマンシフトとして示しているため，励起波長を変えたとしてもラマンシフトは一定となる。これらを理解し，ラマン散乱光の励起波長を選ぶことで蛍光の影響を減じることができる。このことから，一般に市販のラマン分光器は，例えば，波長 532 nm と 785 nm の 2 種類のレーザー光源を搭載することが多い。

　蛍光が発生すると一般的に，ベースラインが盛り上がる"ベースラインシフト"が観察される。この現象により，ラマンピークの一部あるいは全部が蛍光に埋没して検出されなくなるため，スペクトル解析に大きな影響を与える。532 nm 励起と 785 nm 励起から得た蛍光

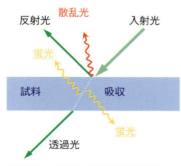

図 2.8　光と物質の相互作用による蛍光の発生

第 2 章
ラマンスペクトル測定法

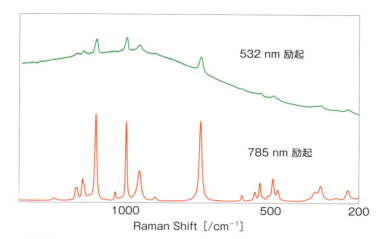

図 2.9　蛍光性有機化合物から得たラマンスペクトルの励起波長による違い

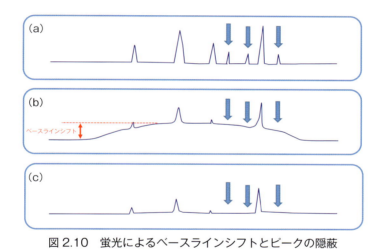

図 2.10　蛍光によるベースラインシフトとピークの隠蔽
（矢印が隠蔽されたピーク）
a：蛍光の影響のないラマンスペクトル，b：蛍光によるベースラインシフト，c：蛍光補正後のラマンスペクトル

性有機化合物のラマンスペクトルの例を**図 2.9** に示した。532 nm 励起で得られたラマンスペクトルは，蛍光の影響を受けて，特徴的なラマンシフトのほとんどが隠蔽されていることがわかる。

　隠蔽されたラマンシフトのイメージを**図 2.10** に示す。図 2.10a は蛍光の現象が認められないラマンスペクトル，図 2.10b は蛍光が観察されたラマンスペクトルのイメージを示す。蛍光が発生することでピークが埋没している。蛍光補正を行うことで見かけ上ベースラインが平坦となっても埋没したピークが出現することはない（図 2.10c）。この場合，埋没したピークの影響でスペクトルパターンが変化し，類似化合物との識別性，すなわち特異性が低下する可能性がある。

　分析種を特徴付けるラマンシフトが隠蔽されたスペクトルが得られた場合，通常，ラマン

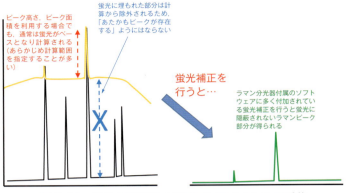

図 2.11 蛍光の影響によりラマンスペクトルの隠蔽

シフトは検出されなくなり，分析を行う場合には偽陰性となる可能性が高い。ラマン散乱強度は完全な遮光環境下でゼロとみなすことができるので，ピークトップが観察できる場合には，ラマン散乱強度を得ることは可能である。ただし，蛍光に埋もれてしまったラマンシフトは，残念ながらどのような手法を用いても得ることはできない。スペクトル解析における補正では，一般には盛り上がった蛍光の部分をベースとして処理するために偽陽性を示すことはない。しかしながら，多くの市販ラマン分光器に搭載されているソフトウェアにある"蛍光補正"を用いても，隠蔽されたラマンシフトが出現することはない (**図 2.11**)。

　蛍光によるベースラインシフトが発生する場合でも，ピークの隠蔽が部分的でピークのトップが見えていればラマン散乱強度を見積もることができる。分析種に特徴的ないくつかのピークトップが確認でき，かつ隠蔽されていないピークトップまでのラマン散乱強度（ピーク高さ）の比が一定であるなど，ある条件を満たすことで，定性的評価に用いることも可能である。これは，成分が存在しなければラマン散乱光は 0 となるため，絶対的なラマン散乱強度（ピーク高さ）を利用できるとするものである。しかしながら，完全に隠蔽された場合には，成分が存在していたとしてもピークは検出されず，もしそのピークを選定した場合には，見かけ上，化合物が存在しないという結果（偽陰性）を示す。この点について，蛍光によるベースラインシフトの位置までラマン散乱強度が検出され，"ピークが存在するように検出されることがある（偽陽性を示す）ため，スペクトルパターンを用いた多変量スペクトル解析を用いるほうが精度よく解析できる"と誤解しているケースを見かけるが，通例，ピーク高さなどを用いて定性的評価を行う場合には，計算するピークの範囲を指定することで，蛍光によりシフトしたベースラインを基準にピークを識別するために偽陽性を示すことはないということに留意しておく。

　ベースラインシフトが観察されるラマンスペクトルについて，多変量解析を用いてスペクトル解析を行う場合，精度良く相関性の評価や主成分分析を行うために，通常，蛍光補正を行う。蛍光補正を実行するとベースラインシフトが解消されるため，結果として蛍光により隠蔽されたピークは隠蔽されたままベースラインが平坦となり，そのためスペクトルパターンが変化し，予測精度（特異性）が低下することにつながる可能性がある。ラマンシフトは

化学構造により若干の違いを生じるが，あるバンド幅において近い位置に観察されるため，類似化合物との識別で問題を生じる可能性があることを考慮しなければならない。このため，分析法バリデーションの評価の際に，混在する可能性がある化合物のラマンスペクトルとの比較ならびに類似構造部分から得られるラマンシフトの比較など，特異性の評価を確実に行うことが解析者の判断ミスを発生するリスクの軽減に寄与すると考える。したがって，多変量解析を利用したスペクトル解析を採用する場合においても，得られたラマンスペクトルを精査し，主なピークの帰属を行うことが重要である。共存物質などにより蛍光が発生する可能性がある場合も含めて，少なくとも同一の測定条件において，スペクトルパターンが標準物質から得られるスペクトルパターンと適切に比較できること，また蛍光の影響により共存化合物とスペクトルパターンが見かけ上一致するリスクがないことを確認するとよい。

　したがって，測定条件ならびにスペクトル解析条件検討時には，化学構造に由来する代表的なラマンピークのいくつかを選定し，ラマンシフトならびに散乱強度（比）を確認するなど，ラマン分光法の特性に基づいて，分析の目的に応じた分析法のバリデーションで提案される分析能パラメータを評価しておくことが重要である。

　一般的に，分光法のスペクトル解析に用いられるスペクトルパターンを利用した多変量解析を適用する場合，①蛍光によるラマンシフトの隠蔽では，混合成分のスペクトルでみられるようなスペクトルの加成性は成り立たないため，主成分分析を行っても目的化合物に由来する成分の計量化学的抽出はできない，②蛍光補正などの処理を行っても蛍光がベースとなるように補正するのみで，蛍光により妨害されたラマンピークが出現するわけではないなどの点から，多変量解析を用いることで分析における定性的精度が上がるかどうかは一概には言えないと考えられている。また，例えば，蛍光の影響によるラマンスペクトルの変化や蛍光によるベースラインの盛り上がりにより，特異性の低下や類似する化学構造をもつ化合物との見かけ上の相似性の増大により，かえってスペクトル解析の信頼性が低下することがあることに留意しなければならない。

2）蛍光の発生原因と対策

　蛍光の発生原因として，試料自体が蛍光をもつ場合と不純物が蛍光を発する場合がある。では，蛍光の影響を回避するためにはどのような方法があるか。最も手軽な方法は，長波長の励起光を用いることである。一般的なラマン分光器では，532 nm と 785 nm の波長の2つのレーザー光源を搭載することが多い。したがって，蛍光の影響が出る場合には，785 nmを選定することで解決することがある。最近では，1064 nm の YAG レーザーなど，より長波長の励起光を発振するレーザーを搭載する分光器も多い。長波長の励起光を用いることは蛍光の影響を回避するための選択肢の1つとして有効であるが，ラマン散乱光の強度は長波長励起になるにしたがって弱くなる。このため，短波長励起の場合と同様のラマン散乱強度を得るためにはレーザー出力を上げなければならない。蛍光の影響を減じることができる一方で，試料のダメージに対するリスクの増大が懸念される。

　もし，非破壊にこだわらない試料であれば，試料を精製し，蛍光を発する不純物を除去す

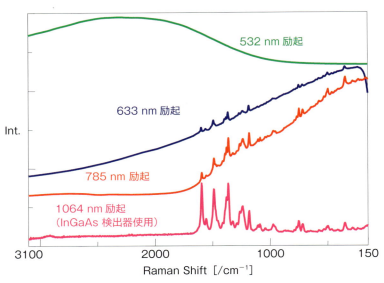

図 2.12 ４種類の励起波長から得た蛍光性試料のラマンスペクトル

ることも一考である．しかしながら，製薬分野におけるラマン分光法への期待を考えると，原料の受入れや工程管理への適用など，非破壊測定が中心となるものと想定され，測定条件の工夫などにより蛍光の影響を減じる技術が要求される．例えば，①レーザーをしばらく照射し，蛍光退色を利用する，②アパーチャを小さくする（空間分解能を狭くする），③高倍率の対物レンズを用いる，などが有用な対応策として挙げられる．また，一般的ではないが，④アンチストークスラマン散乱スペクトルを用いるなどの方法もある．

　一般的なラマンスペクトルの測定条件最適化のアプローチとして，例えば，532 nm のグリーンレーザーを用いた短波長励起を第一選択として，レーザー出力を小さくし，露光時間，積算回数（繰り返し回数，平均化回数），スリット，対物レンズの倍率（測定領域による）などの測定条件を検討し，蛍光を減じる条件が見出せない場合には，785 nm の半導体レーザーに切り替えて条件検討を行うことが多い．これは試料に与える潜在的なダメージを考慮して，まずは低い照射エネルギーで強いラマン散乱強度が得られる励起波長を選定するという考え方に則っている．蛍光性サンプル（赤色顔料）を例とした，励起波長の異なるラマン散乱強度（スペクトル）を図 2.12 に示す．532 nm の励起波長では，蛍光の影響が強くほとんどラマンスペクトルが観察されない状況であるが，633 nm 励起および 785 nm 励起とラマン散乱強度が増大し，1064 nm 励起では，ベースラインが安定し，十分な強度のラマン散乱スペクトルが得られていることがわかる．ちなみに 1064 nm 励起の場合，検出器は短波長励起で用いられる CCD 検出器ではなく，InGaAs 検出器を用いる．このため，グリーンレーザーおよび半導体レーザーのほか，YAG レーザーも組み合わせたラマンスペクトル測定を行う場合には，2 種類の検出器を分光器に搭載しなければならない．このような特徴から，市販のラマン分光器では，グリーンレーザー（532 nm）と半導体レーザー（785 nm）の 2 種類のレーザー光源と CCD 検出器を搭載したものが一般的となっている．

　参考までに非常に強い蛍光をもつポリイミド（フィルム）のラマンスペクトルを図 2.13

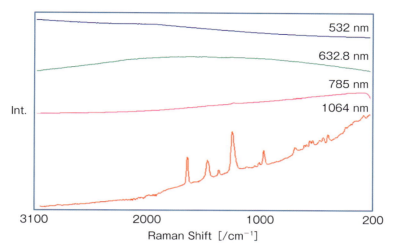

図2.13　強い蛍光性物質のポリイミドを4種類の励起波長でラマンスペクトル測定した場合のスペクトルの比較

に示す．この化合物では，532 nm の励起波長はもちろんのこと，785 nm の励起波長においても蛍光による妨害が強く，1064 nm の励起波長を用いることでようやく化合物に特徴的なラマン散乱ピークを得ることができた例の1つである．

3.2 試料へのダメージ回避と条件の最適化

　ラマンスペクトル測定を行うにあたり，多くの場合，まずは対象試料において必要なスペクトル分解を考慮してスリットの選択を行う．次に，レーザー出力，露光時間ならびに積算回数を調整して条件の最適化を行うが，測定者がはじめに最も気をつかうのがレーザー光による試料へのダメージであると思われる．試料のダメージとして，焦げ付きのほか，成分の分子レベルでの分解なども問題となることがある．焦げ付きの場合，カーボンのピークが観察されるほか，可視画像（目視でも）にレーザーによる損傷痕が認められ，一般に発見が容易である（図2.14）．一方，成分の分子レベルの分解では，スペクトル全体にわたる変化が観察されない可能性があり，見落としに注意しなければならない．

　試料へのダメージを防止するためには，できるだけ小さいレーザー出力から検討することが最善の策であると考える．例えば，532 nm の励起波長で 0.1%〔最大レーザー出力を 100% とした際の相対出力量．搭載するレーザーの定格出力および使用状況により異なるため，装置に示される消費電力量（mW）は目安であり，正確な出力量ではない〕あるいは 1% 程度から検討を開始するとよい．露光時間については，測定にかかる時間を考慮して，はじめは短めに設定することが多い．この際，ピークが適切に検出されていると判断するためには，少なくとも，最も小さいピークがノイズレベルの3倍（シグナルノイズ比）以上（SN>3）であることが望ましい．ノイズかピークか判断に迷う場合には，試料の形態に応じてレーザー出力を高めるか，露光時間を長めに設定する．例えば，目視で色が黒などの濃い色の試料や形態が粉末の場合などでは焦げ付きやすい傾向があるため，まずは露光時間を

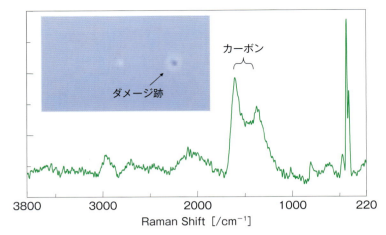

図 2.14　高いレーザ出力により損傷した試料から得たスペクトルと顕微鏡視野で確認される損傷跡

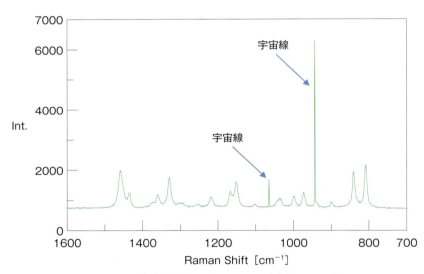

図 2.15　宇宙線が入ったラマンスペクトルの一例
（CCD 検出器を宇宙線が通過する際に現れる偽ピーク）

長めに設定するとよい．その後の検討で損傷や分解の可能性が低い試料であると判断できる場合には，レーザー出力を高めることを試みて小さなピークが明瞭に現れるようであれば，適宜条件変更を行う．ラマン分光法の場合，照射されるエネルギーが高いため，ピークが十分な SN 比を達成するようであれば積算回数は少なくても差し支えない．場合によっては，積算回数が 1 回ないし 2 回でも定性的確認を行うには十分なこともある．ただし，宇宙空間から飛び込む高エネルギー粒子（宇宙線）が CCD 検出器を通過する際に鋭い線状のピークとして出現し，ラマンスペクトルに影響を与えることがある **(図 2.15)**．宇宙線の偽ピークは，積算回数を増やしてスペクトルを平均化することで解消される．

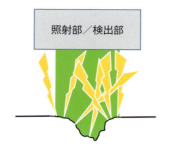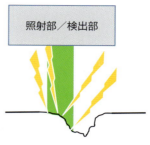

図2.16 微小領域における照射光束（顕微アパーチャ径）とラマン散乱光

3.3 ラマンシフト（波数）の正確性

ラマンスペクトルで観察されるピークはラマンシフトとも呼ばれ，励起波長と異なる波長のラマン散乱光の波長をシフト量として波数で示したものである。したがって，励起波長と同じ波長のレイリー散乱光を中心，すなわちシフト量を0としてラマンシフトを見積もる必要がある。このためにはレイリー散乱光をシフト量0にする校正作業が必要であり，特に，ラマンシフト（波数）を用いて振動分光学的解釈を行う際には，ラマンシフトを用いた議論が不可欠なため，校正が適切に行われなければならない。

通例，基準振動（4000 cm^{-1}〜400 cm^{-1}）のラマンシフトを得る場合には，ポリスチレンを用いて校正を行うことが多い。市販のラマン分光器の多くに自動校正機能が搭載されており，対物レンズをポリスチレンに切り替えて校正作業を実行するだけで，あらかじめ登録されたポリスチレンのラマンシフトを用いた自動校正が完了する。この場合，レーザー出力が低いなどピークが適切に検出されてない場合では自動校正が失敗することがある。市販のラマン分光器に搭載されている一般的なレーザー光源の出力では，ポリスチレンが焦げ付くことはないので，自動校正が失敗する場合には出力を50%，ときには100%まで高めることで解消されることがある。

3.4 顕微アパーチャ径と試料の平滑さ

最近では，一部で試料の広範囲にレーザー光を照射するマクロ測定が行われることがあるが，一般的にラマン分光法では試料の一部分にレーザー光を照射するミクロ測定が行われることが多い。特にレーザーラマン分光法では，顕微アパーチャ径を最小1 μm程度（通例，数μm）まで絞れるため，微小領域を対象とする顕微分光測定として用いられることが多く，特に成分分布などイメージング/マッピングにおいて活用が期待されている。しかしながら，微小領域の測定の場合では，試料表面の状態により，ラマン散乱光が適切にCCD検出器に到達しない可能性もあるので注意を要する。**図2.16**に粗い試料表面における照射光の乱反射のイメージを示す。表面の凹凸により，レーザー光の試料表面への当たり具合や散乱光の放射角度が影響を受けることで，検出部に到達する散乱光量が変化し，結果として得られるラマン散乱強度にも影響を与えることがある。この現象は，フェイクなケミカルイメージ/マップの構築につながる危険性があり注意しなければならない。イメージング/マッ

ピング測定では，各ピクセルにおける例えばピーク高さ，ピーク面積などのスペクトル情報，または多変量解析などにより得た推定結果に基づきイメージ図を構築するが，一般的な顕微ラマン分光法では，ピクセル当たりの測定面積は小さく（数 μm），またフォーカスしたレーザー光の試料内部への潜り込みは極めて浅いため，試料表面の状態に強い影響を受けることを留意しなければならない。このような場合，顕微アパーチャ径を大きくして測定範囲を広げることで対応できることが多い。試料の粒子サイズなども考慮して目的に応じた空間分解能を設定することが重要である。

3.5 ラマンスペクトル測定法を用いた定性分析に関する注意点

　定性分析化学的には，通例，得られるラマンシフトから化合物の官能基や分子構造に由来する分子振動を得ることで，化学構造を推定するために活用されることが多い。品質管理では，例えば，原材料の受入れ時などの確認試験として，また結晶多形の識別などに用いることが想定されている。原薬や標準物質などの高純度の化合物を測定対象とする場合，適切にスペクトルが得られていれば，特段のスペクトル処理を要せずにラマンシフトを読み取り，振動分光学的情報を得ることができる。品質管理の実務運用上，高純度の化合物から得たスペクトルとの比較による定性的評価を行うことが多いと推察するが，運用開始前にはラマンシフトを帰属しておくことが望ましい。特に，承認法の確認試験として規定する場合には，分析種の化学構造に特徴的なピークの帰属は不可欠と考える。赤外吸収スペクトル測定法を規定する場合では，スペクトル（3ロット程度，スペクトルの再現性評価）のほか主要な吸収ピークの帰属表の提示を求めているが，少なくとも基準振動（ノーマルモード）のラマンスペクトルの規定でも同様に考えるべきであろう。**図 2.17** にラマンシフトバンドについて示す。基準振動のラマンシフトは，赤外吸収スペクトルと同様に官能基の種類によって現れる波数位置が経験的に推察できる。官能基が同じであれば，ラマンシフトは赤外吸収ピークとほぼ同じ振動数（波数）を示すため，帰属はそれほど難しくない。

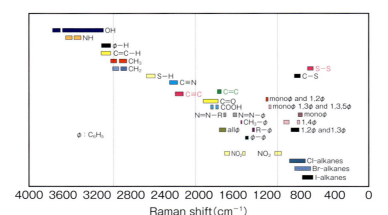

図 2.17　ラマンスペクトルに現れる官能基のピーク波数位置（ラマンシフトバンド）

製剤などの混合物の定性的評価では，照射光が当たる部分の広さ，浸透・拡散状況などに依存して混合スペクトルが得られることがある．ラマン分光法においても，試料によって，またレーザー光照射径などによって，混合スペクトルの解析が必要となることがあるが，むしろ，一般的なラマン分光法においては微小領域の極表面の散乱光（後方散乱光）を測定するため，単一成分に由来するスペクトルあるいは単一成分に近いスペクトルが得られることが多い．化学構造既知の標準物質から得たスペクトル（標準スペクトル）との相似性について相関係数による評価を行うと，混合成分からなる錠剤のマッピング測定でも，個々のピクセルにおいて各標準スペクトルと高い相関を得ることができ，シンプルなスペクトルパターンによる定性的な成分の分散性の評価も可能である．ちなみに，定量的解析でなければ，通常，正規化処理（ノーマライゼーション）は必要ない．採用する測定条件において，分析種に由来するラマンピークに十分な強度およびラマンシフトに良好な再現性があるのであれば，長い間用いられてきたシンプルで客観性の高い方法も選択肢の1つとして考えておくべきであろう．

3.6 ラマンスペクトル測定法と定量分析

ラマン分光法は赤外分光法や紫外可視分光法のような吸収測定ではないため，ランベルト・ベールの法則（最近ではブーゲ・ベールの法則と呼ばれることがある）は成り立たないが，励起光の強度や波長が一定の場合には，ラマンスペクトルの縦軸の値に相当するラマン強度が濃度と比例関係にあることを利用して定量分析を行うことができる（式2.1）[3]．

$$I_{norm} = kC \qquad (式2.1)$$

I_{norm}：ラマン強度（決定した分子種の強度）
C：濃度，k：比例定数

式2.1よりラマン強度は濃度と線形関係になっていることがわかる．実際の定量では赤外分光法や紫外可視分光法などと同様に，濃度が既知の試料を用いて検量線を作成し，濃度を知りたい試料のラマン強度から定量分析を行う．最近では式2.1のように単純な一次式を用いる手法に加え，CLS（Classical Least Squares），PCR（Principal Component Regressions），PLS（Partial Least Squares）など各種多変量解析を用いることもある（第6章参照）．

3.7 ラマンスペクトル測定法を用いた定量分析に関する注意点

ラマン分光法は前記の通り赤外分光法や紫外可視分光法などの吸収測定と同様の考え方で定量分析をすることができることを示した．しかしながら，ラマン分光法は吸収測定とは異なり散乱光を測定する手法である．このため吸収測定のような対照光との比を算出し，ランベルト・ベール則に従って定量分析ができるわけではない．注意すべき点として，ラマン分光法では対照光がないため，スペクトルの縦軸の絶対値は担保されない点にある．例えばフーリエ変換型の赤外分光光度計（FT-IR）を利用した定量分析では，検量線を作成するときの分解や，アポダイゼーション関数といった測定条件と，濃度未知の試料を定量する際の

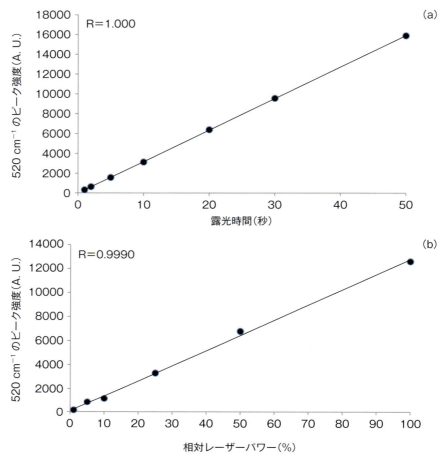

図2.18　露光時間（a）およびレーザー強度（b）と520 cm^{-1}のシリコンのピーク強度との関係

測定条件を揃えることに留意すれば，概ね良好な定量結果が得られる。対してラマン分光法では，分解，露光時間，励起波長などの測定条件に加え，レーザー照射出力の変動によってもラマン強度が変動する。さらに顕微ラマン分光法のように固体の微小領域を測定する場合には，測定部位の違いにより試料形状（試料の凹凸）が異なることによってもラマン強度が変動することがある。露光時間およびレーザーパワーに対するシリコンの520 cm^{-1}のピーク強度を**図2.18**に示す。露光時間およびレーザーパワーとピーク強度が比例関係になっていることがわかる。つまり，それぞれの条件下では比例関係になっているが，ラマン分光法では対照光がないことから，一般的な吸収測定以上に縦軸の強度に対して注意を払う必要がある。

3.8　ラマンスペクトル測定法を用いた液体試料の定量分析

　ラマン分光法における定量分析には前記で示したようにいくつかの留意点があるが，これらを適切に考慮すれば十分に定量分析を行うことができる。ここではエタノール溶液中のベ

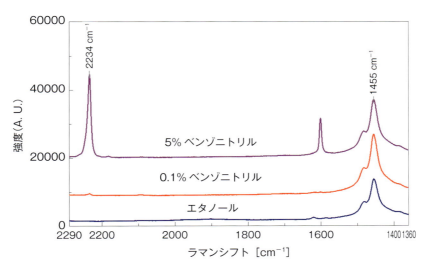

図 2.19　エタノール溶液および 0.1％，5％ ベンゾニトリル含有エタノール溶液のラマンスペクトル

ンゾニトリル溶液をモデルとして定量分析を行った事例を示す。ベンゾニトリルの濃度を変えた 7 種類（0，0.1，0.3，0.5，1.0，3.0，5.0％）の試料を用意し，それらを 2 mL のガラス容器に入れそれぞれ 3 回の測定を行った。測定条件として励起波長は 532 nm，波数分解は約 4 cm^{-1}，露光時間は 60 秒，積算回数は 2 回とした。エタノール溶液，0.1％ ベンゾニトリル含有のエタノール溶液，5％ ベンゾニトリル含有のエタノール溶液のラマンスペクトルを図 2.19 に示す。ベンゾニトリルの C≡N に帰属されるピーク（2234 cm^{-1}），エタノールの CH$_2$ 変角振動（1455 cm^{-1}）に帰属されるピークがそれぞれ独立して検出されている。ベンゾニトリル（2234 cm^{-1}）のピーク強度を利用して作成した検量線を図 2.20a に示す。ピーク強度を利用した場合でも，相関係数 0.9994 と概ね良好な検量線が得られていることがわかる。ベンゾニトリル由来のピーク（2234 cm^{-1}）とエタノール由来のピーク（1455 cm^{-1}）の強度比を利用して作成した検量線を図 2.20b に示す。ここでエタノールのピーク（1455 cm^{-1}）はレーザー強度を補正するための内部標準のピークとして利用している。厳密に言えば，エタノールのピークはベンゾニトリルの濃度が増加するに伴い，減少するため内部標準としては不適切である。しかしながら，ベンゾニトリルの濃度が低いことから，ピーク強度比は概ね線形であると考えピーク比を利用している。図 2.20b より相関係数は 0.9998 と極めて良好な検量線が得られている。

　それぞれの検量線を用いて濃度未知の試料を 3 日間定量した結果を図 2.21 に示す。縦軸は 1 日目の定量値を 100％ とした際の相対値を示している。横軸は日数を示しており，それぞれの点は 3 回の繰り返し測定の平均値を示している。ピーク強度比の 3 日間の変動は 3％ 程度であるが，ピーク強度では 6.5％ 程度の変動が見られる。またそれぞれの 3 日間の CV 値（平均）はピーク強度が 1.4％ に対して，強度比では 0.9％ であった。

　これらの結果からピーク強度を利用した場合でも，概ね定量が可能であるが，ピーク強度

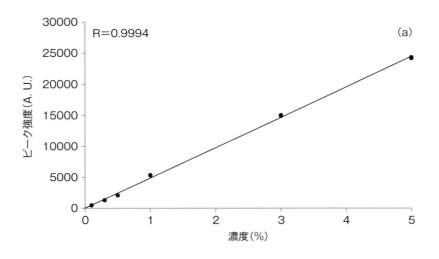

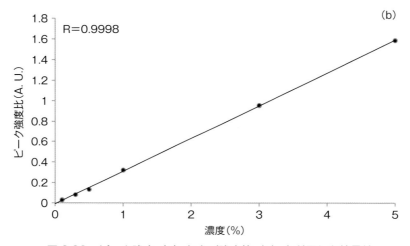

図 2.20　ピーク強度（a）および強度比（b）を利用した検量線

比のように内部標準を利用することで定量精度が向上することが確認できた。実際にラマン分光法を用いて定量を行う場合には，日間変動などの影響も考慮し，標準試料を利用し検量線の補正などを行うこともある。

　1990 年ごろからスペクトルを用いた定量分析に多変量解析が利用されるようになった。以前はピークの重複などにより帰属が難しいとされる近赤外スペクトルに対して多変量解析が利用されることが多かったが，近年では紫外可視スペクトルや赤外スペクトルを用いた定量のみならず，蛍光スペクトルやラマンスペクトルでも利用されるようになってきた。単回帰分析を利用した定量分析では，一般的に化合物固有のピーク強度（キーバンドとも呼ばれる）を利用する。この手法では，物理的な意味が明確であるという利点があるが，キーバンドを決める必要があること，また，1つのピークに着目するためにノイズなどの影響を受けやすいなどの欠点もある。これに対して，多変量解析ではスペクトル全体を利用するためにキーバンドを見つける操作が不要なことに加え，ノイズの影響を受けにくいという利点があ

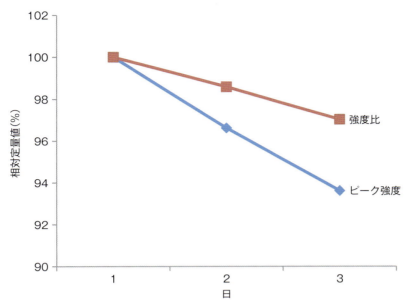

図 2.21 ピーク強度および強度比を利用した 3 日間の定量値の変動

る。なお，多変量解析を利用した定量分析においても，レーザー強度などによる縦軸の変動の影響を受けるため，内標準などを利用して規格化を行う必要があることに留意する。

多変量解析[4]にはいくつかの手法があるとともに，日進月歩で新しい手法が提唱されている。古典的最小二乗（CLS）法ではスペクトル全体をランベルト・ベールの法則（ラマンの場合には式 2.1 の関係）に基づいて解析を行う。言い換えればキーバンドを利用した定量方法をそのままスペクトル全体に拡張した手法である。このため CLS では物理的な意味が明確であるとともに，キーバンドを見つける必要がないことが利点である。さらに CLS では各純物質のスペクトルが算出されるという利点もある。しかしながら，スペクトル内に含まれるラマンピークの全成分の濃度がわかっていなければ利用できないという欠点をもつ。

主成分回帰（PCR）法は主成分分析（PCA）と回帰分析を組み合せることで，定量分析を行う方法である。PCR では試料の濃度が既知の何本かのスペクトルを用意して主成分分析を行う。得られた主成分スペクトルの中から試料の濃度に関する情報を含んでいるものを選択し（一般的に，第 1，第 2，第 3 主成分スペクトルなど，数値の小さいものが情報を含んでおり，数値が大きいものはノイズを示す），主成分スペクトルと濃度を利用し回帰計算を行うことで，検量モデル（多変量解析の場合には検量線ではなく検量モデルと呼ぶことが多い）を作成する。

部分的最小二乗（PLS）法は主成分スペクトルの算出部分が PCR とは若干異なる点を除き，アルゴリズムは概ね同じである。PCR や PLS は CLS とは異なり，すべての成分の濃度情報を必要としないという利点をもつ。一方，精度の高い検量モデルを作成するためには大量のデータが必要となること，物理的な意味が不明瞭なこと，オーバーフィッティングにより定量精度が落ちること，などの問題点があることを理解しておく必要がある。

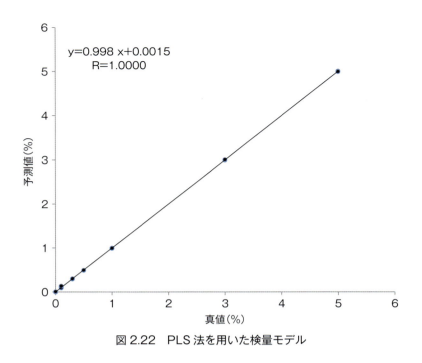

図 2.22　PLS 法を用いた検量モデル

　PLS で作成したアルコール中のベンゾニトリルの検量モデルを**図 2.22** に示す。ここで検量モデルの横軸は真値，縦軸は PLS で算出される予測値を示すが，理想的には y＝x で相関係数は 1 となる。この検量モデルでは，y＝0.998x＋0.0015 で相関係数は 1 と非常に良好な検量モデルが得られている。このモデルを用いた 3 日間の定量結果の CV 値（平均）は 1.5％ であり，図 2.19 で示したピーク強度で実施した定量結果でのばらつきと同程度のばらつきを示した。多変量解析では検量モデルが良好な場合においても，オーバーフィッティングなどの影響で定量精度が落ちることがある。多変量解析を用いて定量を行う場合には，この点に留意する必要がある。

3.9　ラマンスペクトル測定法を用いた固形試料の測定

　顕微ラマンにより複数の成分から構成される粉末混合試料を測定する場合，測定部位の違いや試料の凹凸によりラマン散乱光の強度が変動するだけではなく，試料成分の局在性によっても異なる形状のスペクトルが得られるなど，ラマン散乱光の強度も影響を受けるため，イメージ測定には多くのばらつきの要因が存在する。特に，成分の不均質分布が固形試料の定量分析に影響を与えることもあるため，測定法やスペクトル解析法の工夫が必要である。

　顕微ラマンイメージングでは，顕微アパーチャ径を最小 1 μm 程度（通例，数 μm）まで絞れるため，錠剤表面の原薬や賦形剤の分散状態をマイクロメートル単位の空間分解能で評価することができる。分析種のキーバンドのピーク高さあるいは面積，主成分分析（PCA），多変量カーブ分解（Multivariate Curve Resolution：MCR）などの多変量解析の結果をイメージングデータに適用することで，錠剤の構成成分の分布を可視化することができる。しかしながら，このような方法で得られる分布イメージは各成分の相対的な濃度の情報であり，

第2章
ラマンスペクトル測定法

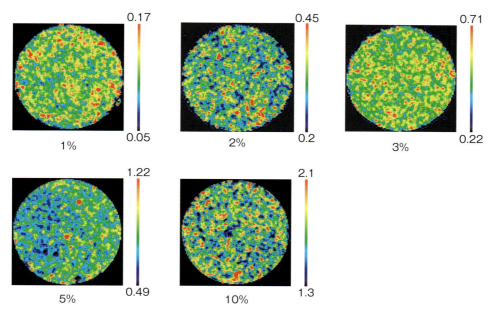

図2.23 顕微ラマンイメージング 原薬/賦形剤ピーク高さ色分け図

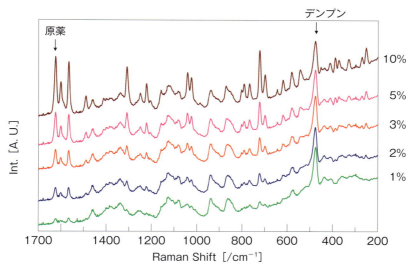

図2.24 各濃度の錠剤のイメージングデータの平均スペクトル

分布イメージにおける成分の定量的な値付けを行うことは難しい。分布イメージにおける成分の定量的な値付けを行うためには，複数の既知の成分含量の錠剤表面で得られたイメージングデータの平均スペクトルから検量線を作成する方法などが用いられることがある。

カルバマゼピンをデンプン中にそれぞれ1％，2％，3％，5％，10％となるようにモデル錠剤を調製し，錠剤表面全体のイメージング測定を行い構築したイメージを図2.23に示す。デンプン（480 cm^{-1}）に対するカルバマゼピン（1623 cm^{-1}）のピーク高さ比を算出し，各濃度の錠剤表面で得られたスペクトルの平均スペクトルを求めた（図2.24）。これらの平

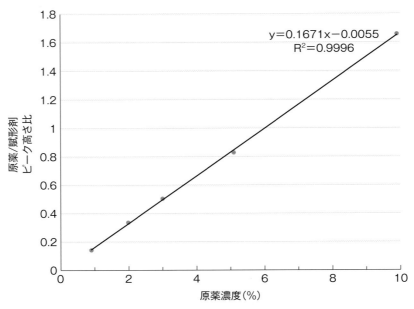

図 2.25　各濃度の錠剤のイメージングデータの平均スペクトルで作成した検量線

均スペクトルから作成した検量線の相関係数は 0.9996 であり良好な直線性を示した（**図 2.25**）。このことは，顕微ラマンイメージングは原薬や賦形剤の微小領域での分散状態のみならず，スペクトルの平均化処理を行うことで，錠剤全体における，微量な原薬成分の定量にも用いることができる可能性を示唆している。しかしながら，錠剤表面全体におけるイメージング測定は一般に数千〜数万点のスペクトルを取得する必要があるために測定に時間がかかることや，錠剤全面を隙間なく測定することは現実的に難しいので，測定条件をどのように設定するかについて任意性があることが課題である。

1）前方散乱型配置を用いた定量

　顕微ラマンは，試料に対するレーザーの照射方向と，集光するラマン散乱の方向が 180°であり，このような光学的な配置は後方散乱配置と呼ばれる。一方，試料に対するレーザーの照射方向と，集光するラマン散乱光の方向が 0°である光学配置は前方散乱配置[3]と呼ばれ，顕微ラマン分光の誕生以前より行われていた光学配置である。前方散乱配置は，可視光レーザーが主な励起光源であった当時は，主に透明な試料のラマン散乱光の測定に用いられていた。近年，高感度な CCD 検出器が登場したことや，高出力の近赤外レーザーの普及に伴い，錠剤のように可視光に対して不透明な試料に対しても適用できるようになったことから，前方散乱配置は最近見直されている。前方散乱配置は，レーザーの照射方向と集光するラマン散乱光の方向が同一方向であり，透過測定を行っているような光学配置に見えることから，「透過（型）ラマン」と呼ばれているが，規格で定められた名称ではない。近赤外レーザーを錠剤裏面に照射することにより，発生したラマン散乱光が錠剤中の粒子の間を拡散し，錠剤表面から出てくるラマン散乱光を集光することで，錠剤全体の情報を含んだ平均

第 2 章
ラマンスペクトル測定法

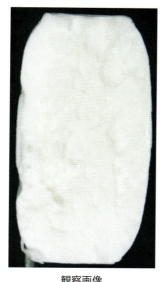
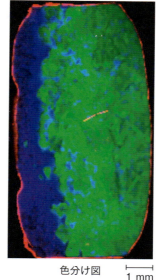

赤：酸化チタン（コーティング層）
緑：アセチルサリチル酸
青：デンプン

観察画像　　　　色分け図　├─┤ 1 mm

図 2.26　2 層解熱鎮痛剤の断面観察画像とラマンイメージング図

的なスペクトルを得ることができる。この技術を発展させ，錠剤中に含まれる微量な原薬成分の定量分析が試みられている。

　医薬品錠剤には，素錠より付加価値を高める，また素錠の変質を防ぐなどを目的にして，酸化チタンを主成分としたコーティングを施したものがある。可視レーザー励起による顕微ラマンを用いて，コーティング錠に対し，表面にレーザーのフォーカスを合わせた状態から，ステージを上げて深さ方向の情報を得ようとすると，錠剤が透明ではなくレーザー光が集光しない（レーザー光がコーティング層を通過しない）ため，内部の情報は得られず，主にコーティング層の酸化チタンの情報に限られる。これに対して，近赤外レーザー励起による前方散乱配置を用いてマクロ測定を行うと，錠剤のコーティング層の信号はほとんど得られず，錠剤全体の平均的な情報を含んだスペクトルが得られる。錠剤表面にコーティング層が施された二層構造（デンプンとアセチルサリチル酸）の市販頭痛薬（**図 2.26**）に対して，錠剤の表裏から得られたスペクトルを**図 2.27**に示す。試料の表裏の置き方に依存せず，類似したスペクトルが得られていることがわかる。この方式では，錠剤中を拡散し，錠剤表面に出てくるラマン散乱光の強度を大きくするために，一般に波長が 785 nm 以上の長波長で，数百 mW の高出力レーザーが用いられる。高出力のレーザーを用いるが，レーザー光の光束を数ミリに拡げて錠剤に対して照射するため，顕微ラマンで数ミクロン領域に集光させて測定する場合と比較して，単位面積あたりのレーザー光の密度は小さく，レーザー光による損傷など試料に対する影響は小さいことが推察される。

　コーティング錠では顕微ラマンのイメージング測定を行う場合は，断面を切り出すなど前処理を施す必要がある。しかし，この顕微ラマンイメージングによる定量分析では主に表面情報のみに限られるため，深さ方向への製剤の分散状況が同じでないと良好な検量線（検量

55

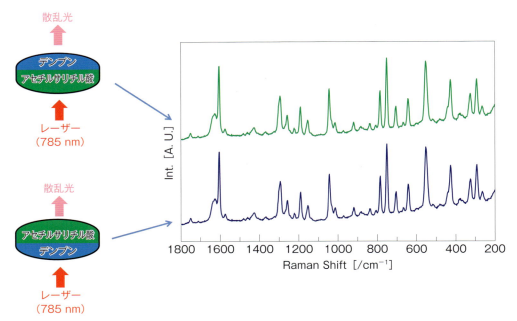

図 2.27 前方散乱配置で得られたスペクトル

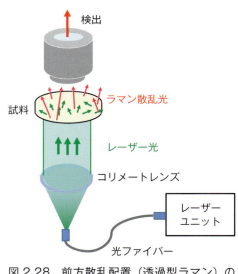

図 2.28 前方散乱配置（透過型ラマン）の光学系

モデル）を作成することは難しく，極端な例ではあるが多層錠中の成分の定量には不向きである．その他，原薬の種類によっては錠剤の断面出しを行う際に，破断時の圧力で，原薬の結晶多形成分が別の形に転移する可能性も考慮し，錠剤の断面出しを行うことなく，非破壊で測定を行う必要性が出てくる．

　カルバマゼピンを主成分とするモデル錠剤を調製して前方散乱配置による測定を行った．励起光源としてレーザーヘッドでの出力が 200 mW，波長が 785 nm の半導体レーザーを用

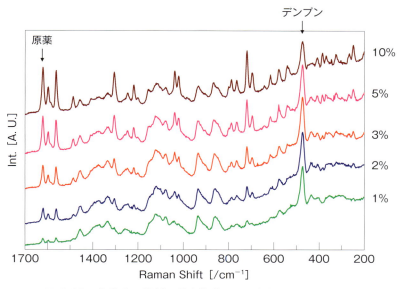

図 2.29　各濃度の錠剤の前方散乱配置で得られたスペクトル

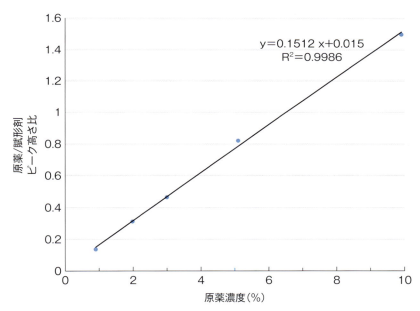

図 2.30　各濃度の錠剤の前方散乱配置で得られたスペクトルで作成した検量線

いた。光ファイバーにレーザー光を導入して試料ステージの下側に取り回し，錠剤の下から直径 4 mm の光束のレーザーを錠剤に対して照射した（**図 2.28**）。錠剤中を拡散する光を，10 倍（近赤外用）対物レンズを用い集光して分光器に取り込み，ラマンスペクトルを取得した。測定条件として，露光時間は 120 秒，積算回数は 2 回として単一のスペクトルを取得した（**図 2.29**）。各濃度の錠剤で得られたスペクトルのデンプン（480 cm^{-1}）に対する原

薬（1623 cm^{-1}）のピーク比を算出し，検量線を作成したところ，顕微ラマンイメージングでの測定と同等の良好な検量線を作成することができた（**図 2.30**）。スペクトルの S/N から，原薬成分の検出下限は 0.1% 程度と見積もられた。

今回はモデル錠剤として，デンプン中にカルバマゼピンを混合した 2 成分系のモデル錠剤を作成し，ピーク比による検量線の作成を行った。実際の製剤としての錠剤中には，コーティング層や，賦形剤，結合剤，崩壊剤，潤滑剤など多成分系であり，得られるスペクトルも，複数の成分のピークが重なった複雑なスペクトルになることが予想される。このように，複数の成分のピークが重なり合った場合は PLS 法などの多変量解析を用いることで検量モデルの精度を上げることができると考えられる。

3.10 ラマンスペクトル測定を行う際の装置に関連する留意点

一般的なラマンスペクトルは，試料にレーザーを照射し，分子振動による散乱光（ラマン散乱光）を検出することで物質の同定を行う。この基本に従えば同じ試料を測定すれば同じスペクトルが得られるはずであるが，スペクトルに影響を及ぼす因子が装置に関連する要素においても多数存在する。

一つ目に留意する点としては励起波長が挙げられる。これは試料に照射するレーザーの波長と試料の分子の吸収波長に近い成分が含まれていた場合，その成分の振動モードの散乱光が選択的に大きく検出される共鳴ラマン効果という現象が現れることがある。その結果として，通常とは大きく異なるラマンスペクトルが得られる。同一の励起波長を用いて，原薬の異同識別などを行う場合には注意が必要である。

二つ目に留意する点としては測光モードの差が挙げられる。ラマンの測光モードとは試料に対するレーザーの照射方向と，集光するラマン散乱の方向で大別される。集光するラマン散乱の方向が 180° の場合を後方散乱，90° の場合を直角散乱（90° 散乱とも呼ばれる），0° の場合を前方散乱（透過ラマンとも呼ばれる）と呼ぶ。これらは測定する試料部位や光の侵入の違いによりスペクトルが異なるため，異同識別をする場合には，測光モードもそろえておく必要がある。

三つ目に留意する点として測定装置が挙げられる。測定装置については微小領域を測定するための顕微ラマンシステム，比較的広い領域（バルク測定）を測定するハンドヘルドタイプ，その場測定，製造装置への組み込みなど目的に応じた測定法が選択できるポータブル（可搬）タイプに大別される。複数の成分が混ざり合っている製剤の異同識別を行う場合，微小領域を測定する顕微ラマンシステムでは測定部位によりスペクトルが異なるため，数十から数百カ所以上を測定し，平均化しなければ正しい評価はできなくなる（成分の分散状態の違いを評価する場合にはこのような方法が有効になる場合もある）。

このほかにも，スペクトルの波数分解能やレーザーの強度，そしてレーザーの偏光方向と試料の関係などスペクトルに影響を及ぼす因子は多数存在し，これらにより異同識別に影響を及ぼす可能性がある。

第2章 ラマンスペクトル測定法

事例

1）錠剤の異同識別：メーカーの異なるキサンチン系誘導体を有効成分とする錠剤

　気管支喘息などの呼吸器系疾患の治療に用いられる，あるキサンチン系誘導体を有効成分とする錠剤は，先発薬メーカーおよび複数の後発薬メーカーから販売されている。このうち，異なる3つのメーカーの錠剤をそれぞれ10錠ずつ，計30錠のラマンスペクトルを測定した。個々の錠剤について，表面にレーザーのフォーカスを合わせて，1スペクトルずつ測定した。励起波長は532 nm，ビーム径は約25 μmで試料に照射した（後方散乱配置）。各スペクトルは錠剤に含まれる原薬およびその他の成分のラマン散乱光のピークが混合したスペクトルが得られた。

　得られた全スペクトルを多変量カーブ分解（MCR）および主成分分析（PCA）の2つの多変量解析にかけて，メーカー間の識別を試みた。MCR解析を行うことにより，複数成分のピークが混合したスペクトルから純成分スペクトルを抽出し，相対的な濃度情報を算出することができる。また，PCA解析はスペクトルの情報を圧縮し，できるだけ少ない変数で置き換えた新しい軸上にスペクトル情報をプロットする。このようにすることでスペクトル間の類似度を判別しやすくなり，スペクトルのグループ分けに用いることができる[4]。MCR解析で抽出した2つの主成分スペクトル**（図2.31）**は標準物質のスペクトルと比較した結果，それぞれ，ステアリン酸マグネシウムと原薬であることがわかった。MCR解析で算出した2つの主成分のスコアを平面上にプロットすることより，類似した濃度情報をもつスペクトルをグループ分けすることができる**（図2.32）**。メーカー2は，ステアリン酸マグネシウムを示す主成分スペクトル1のスコア値が小さく，原薬を示す主成分スペクトル2のスコア値が大きいことから，この錠剤はステアリン酸マグネシウムの濃度が低く，原薬の濃度が高い傾向にあることがわかる。メーカー1は他の錠剤と比較して，ステアリン酸マグネシウムの濃度が高く，原薬の濃度が低いことがわかる。PCA解析で算出したスコア散布図**（図2.33）**からも，異同識別できる可能性を示している。

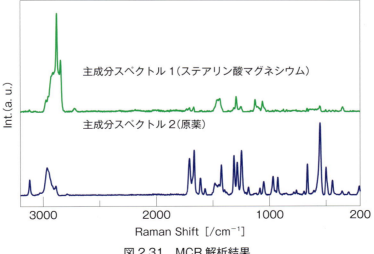

図2.31　MCR解析結果

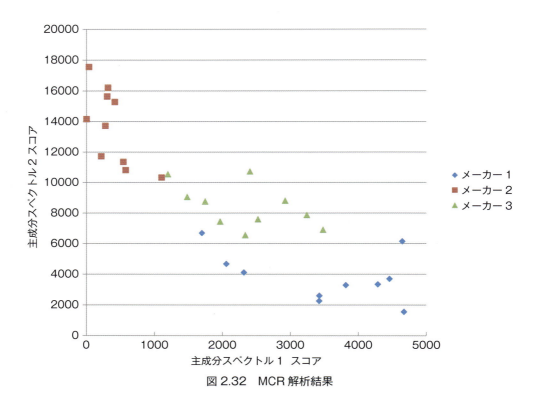

図 2.32　MCR 解析結果

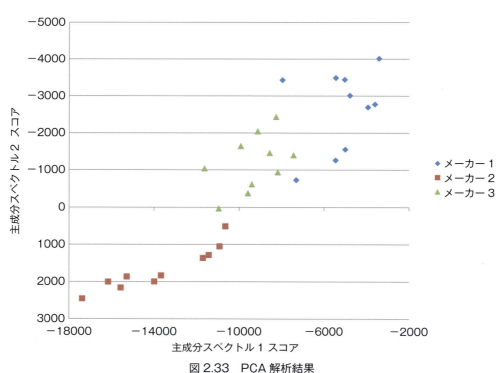

図 2.33　PCA 解析結果

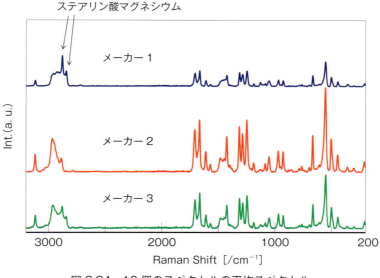

図 2.34　10 個のスペクトルの平均スペクトル

　10 個のスペクトルの平均スペクトル（**図 2.34**）を見ると，原薬に対するステアリン酸マグネシウムのピーク強度比が異なることがわかった。これは，メーカーにより，原薬とステアリン酸マグネシウムの組成比が異なるためであることが推察される。

事例
2）錠剤の異同識別：メーカーの異なるキノロン系錠剤

　あるキノロン系合成抗菌剤を有効成分とする錠剤は，先発薬メーカーおよび複数の後発薬メーカーから販売されている。異なる 6 つのメーカーの錠剤についてそれぞれ 10 錠ずつ，計 60 錠のラマンスペクトルを測定した。個々の錠剤について，表面にレーザーのフォーカスを合わせて，1 スペクトルずつ測定した。励起波長は 532 nm，ビーム径は約 25 μm で試料に照射した（後方散乱配置）。各錠剤の表面は，酸化チタンを主成分とするコーティング処理が施されているため，得られた錠剤からは酸化チタンが検出された。表面のコーティング層の厚みが薄いため，レーザー光はコーティング層の下部まで侵入し，錠剤内部の成分のラマン散乱のピークも認められた。得られた全スペクトルを MCR 解析および PCA 解析の 2 つの多変量解析に掛けて，メーカー間の識別を試みた。MCR 解析で抽出した 2 つの主成分スペクトル（**図 2.35**）は，標準物質のスペクトルと比較した結果，それぞれ，酸化チタンと原薬であることがわかった。MCR 解析で算出した 2 つの主成分のスコアを平面上にプロットすることより，類似した濃度情報をもつスペクトルをグループ分けすることができる（**図 2.36**）。この図において，メーカー 6 は主成分スペクトル 1 のスコアの値が大きくまとまっており，主成分スペクトル 2 のスコアの値が小さいことがわかる。このことから，メーカー 1 の錠剤は，コーティング層に酸化チタンが多く含まれており，かつ均質に分散している可能性が高いことが推察される。

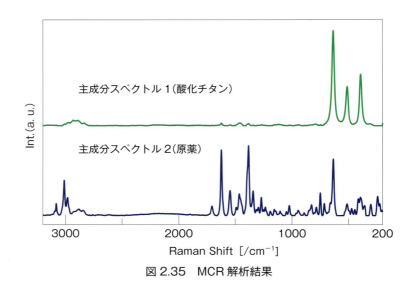

図 2.35　MCR 解析結果

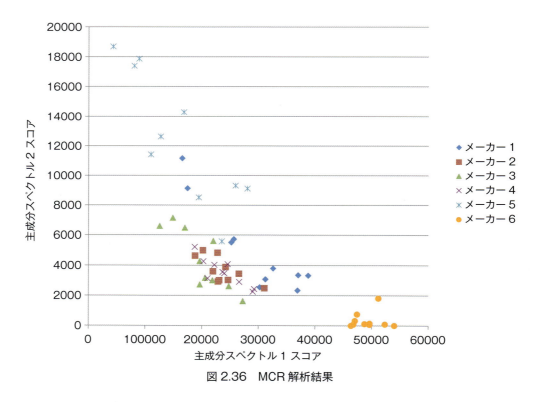

図 2.36　MCR 解析結果

　一方，メーカー 5 は主成分スペクトル 1 のスコアが小さく，ばらついていることから，コーティング層における酸化チタンの量が比較的少なく，密に分散していない可能性が高いことが推察される。MCR 解析や PCA 解析で算出したスコア散布図（図 2.36, **37**）より，酸化チタンの存在量と分布密度の差異の大きいメーカー間の錠剤については，異同識別できる可能性を示している。10 個のスペクトルの平均スペクトル（**図 2.38**）を見ると，酸化

第 2 章
ラマンスペクトル測定法

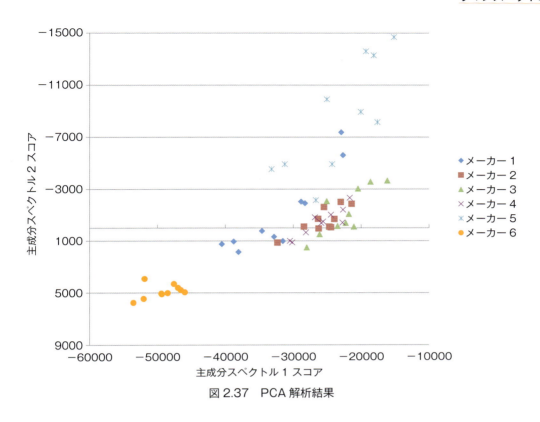

図 2.37　PCA 解析結果

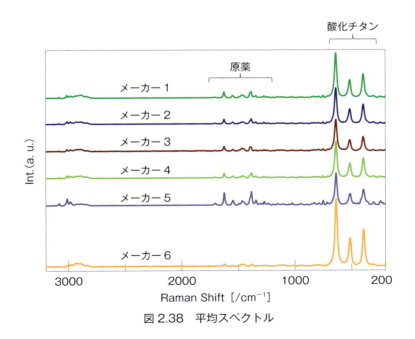

図 2.38　平均スペクトル

チタンのラマン散乱の信号強度が大きいスペクトルは，レーザー光が錠剤内部まで侵入し難くなるため，錠剤内部の原薬のラマン散乱の信号強度が小さいことが認められる。

4 ラマンスペクトル測定法を用いた品質試験における技術要件

　ラマン分光法は，"ラマンスペクトル測定法"として第十七改正日本薬局方第二追補一般試験法に収載された。これにより，医薬品の規格及び試験方法の設定においてラマン分光法を用いるための基本的な技術的要件が示されることとなり，医薬品の品質試験方法としてのラマン分光法が活発に導入されることが期待される。一方で，ラマン分光法は散乱スペクトルを測定するため，赤外分光法や近赤外分光法などの吸収スペクトル測定法とは分光学的な相違点がある。特にラマン分光法は，シンプルな光学系でスペクトル計測が行えること，またレーザー光源の小型化などによってハンディータイプからハイスペックな大型分光器までさまざまな装置が普及・市販されていることもあり，適用する装置の種類や測定モードによって，規格試験方法として考慮するべき技術要件に違いが生じる可能性がある。そこで，分散タイプのラマン分光器を用いた散乱スペクトル測定における要因分析を行い，目的とする測定を行う際のスペクトルの質に与える影響因子を抽出することで適切な試験条件の設定を行うためのアプローチの一例を紹介する。

4.1 基準振動のラマン散乱スペクトル測定におけるスペクトルの質に関する要因分析の一例

1）分散型（形）ラマン分光器によるスペクトル測定

　一般的な分散タイプのラマン分光器を用いることを想定した散乱スペクトル測定を行う際の要因分析（フィッシュボーン）図を**図 2.39** 示す。赤字で示した項目が重要分析パラメータ〔ここでは便宜上，Critical Analytical Parameter（CAP）と表記する〕である。CAP に影響を与える分析パラメータ（Analytical Parameter：AP）をそれぞれの CAP に関連づけているが，この AP は必ずしもすべて考慮する必要はなく，予想される影響の程度，また用いる装置の特徴や測定モード等により適宜選択する。

（1）レーザー光源（励起波長）

　一般に，ラマンスペクトル測定に用いるレーザー光源は単色光で，発振するレーザー光の波長は光源固有である。したがって，励起波長を変更するには，通例，レーザー光源を切り替える。多くの装置で，レーザー光源の切り替えは励起波長をソフトウェア上で変更すると自動的に切り替わる。レーザー光源自体の性能に影響を及ぼす因子として，安定化と実効出力を想定した。最近のレーザー光源は概して性能は良く，光源の安定性がスペクトルに与える影響は小さい。一方で，実効出力については，使用頻度によるが，経時的なレーザー光源の劣化で低下する。前述したとおり，ラマン分光法は赤外分光法などの吸収スペクトル法とは異なり散乱光を測定する手法である。対照光との比を算出する〔ランベルト・ベール則（ブーゲ・ベール則）に従う〕吸収スペクトル法とは異なり対照光がないため，スペクトルの縦軸の絶対値は担保されない。このため，過去のデータと比較すると同じ条件で取得しても散乱強度が異なることがあるため，特に定量的な評価を行うときには注意しなければなら

第 2 章
ラマンスペクトル測定法

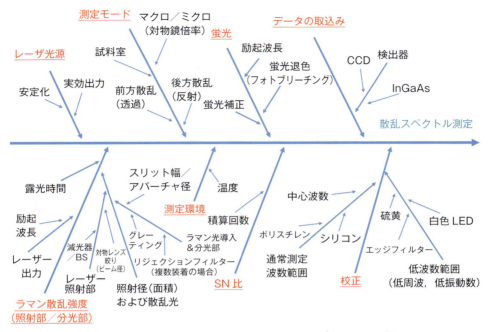

図 2.39　ラマンスペクトル測定法（分散タイプ）の要因分析図

ない。通例，日常点検や定期的な校正作業などの品質管理業務の運用においてこれらの AP は保証される。

(2) ラマン散乱強度（照射部/分光部）

ラマン散乱強度は定性的，定量的分析のいずれにおいても影響を与えるため，規格試験条件を設定する上で重要な技術要件となり得る AP，すなわち CAP が多い。

i　励起波長

選択する励起波長により散乱強度は異なる。

ラマン散乱強度（I_{mn}）は次の式 2.2 により表すことができる。

$$I_{mn} = 16\,\Pi^4\,(\nu_0-\nu)^4/c^4\,(\alpha_{\rho\sigma})^2 I_0 \tag{式 2.2}$$

I_0：入射光強度，ν_0：振動数，分極率成分：$\alpha_{\rho\sigma}$

式 2.2 から，ラマン散乱光の強度（I_{mn}）は振動数の 4 乗，すなわち，$1/\lambda$（λ：波長）の 4 乗に比例することがわかる。したがって，励起波長を長波長に変えると，ラマン散乱光強度は小さくなる。

ラマン分光法で使用されるレーザーの種類と励起波長については図 2.6（P 36）に示した通りである。医薬品の分析に用いられるレーザー光源は，一般に 532 nm 以上の長波長のものを用いることが多い。レーザー波長選択の要素として，汎用のラマン分光器では，532

nm と 785 nm のレーザー光源を搭載しているものが多いが，散乱光強度が励起波長の 4 乗に反比例すること，レーザー波長による試料のダメージや蛍光，試料表面でのレーザーの視認性，レーザーの質，アライメントのしやすさ，コスト，耐久性などを総合的に判断して，532 nm のグリーンレーザーを標準と考え，532 nm で蛍光の影響を受ける場合に 785 nm を選択することを推奨する分析機器メーカーも多い。最近では，1064 nm（近赤外）の YAG レーザーを搭載したラマン分光器が蛍光の影響を受けにくいことから好んで使用されるようである。しかし，長波長レーザーを選択した場合は，出力を大きくしないと十分なラマン散乱強度が得られないこと，また原料の受け入れなどに利用するために，集光せずに平行光を用いる，あるいは集光率を小さくして照射径（面積）を大きくする（マクロ測定）などの工夫がなされ，試料のダメージを防ぐ措置をしているにもかかわらず，適切なラマン散乱光強度を得るために，通常では考えにくいほど高い出力でレーザーを発振する装置もある。特にハンディー型ラマン分光器でこのような傾向が見られることが多く，取り扱いによっては，高出力のレーザー照射による障害発生のリスクを考慮しなければならない。このような高出力のレーザー照射は，マクロ測定でなければ試料が損壊することが考えられるため，もし，異なる励起波長を用いて測定する場合には，レーザー出力と測定時の照射径（測定モード）の関係にも留意し，レーザー出力を適切に調整する必要がある。

ii　レーザー出力および露光（照射）時間

　レーザー出力と露光時間は，測定条件の最適化時にペアで検討することが多い AP である。一般的なラマン分光器の場合，レーザー出力は光源が照射する実効出力の 0.001%，0.01%，0.1%，1%，10%，25%，50%，100% などの減光率で表されることが多く，これは，P 64「(1) レーザー光源（励起波長）」で述べたように，レーザー光源の劣化によって出力が経時的に低下するために，正確な実効出力を数値で表示することが難しいことに関連する［ただし，定格出力〔ミリワット（mW）等〕に対する減光後の数値としてのレーザー出力値が示される装置が多い］。しかしながら，レーザー光源の定格出力が異なれば，減光率で同等のレーザー出力が照射されているかどうかわからないため，実効出力の近似値であっても数値（mW 値）を示す方が望ましい。

　レーザー出力は，試料の損壊を防ぐために，一般に，低い値（大きい減光率）から短い露光時間で調整を試みる。レーザー出力と露光時間の設定は，適切な散乱光強度の取得に向けた試験者の経験に基づく相場感が強く反映され，通例，レーザー出力を上げつつ，露光時間をできるだけ短めに設定するように調整することが多い。**図 2.40** に，1〜10 mW までのレーザー出力におけるラマン散乱スペクトルを示す。レーザー出力を高めるにしたがって，ラマン散乱光の強度が増大していることがわかる。

　一方で，蛍光によるベースラインの盛り上がりも観察されている。蛍光の影響がある場合，その影響を減じるために，一般にレーザー出力を小さくし，露光時間を長くすることを試みる。これは蛍光退色（フォトブリーチング）を期待してレーザーを長時間照射することを意味する。蛍光を AP とした詳細については，蛍光の項で解説するが，露光時間というパラメータが必ずしもラマン散乱光強度のみを対象として用いられているわけではないことに

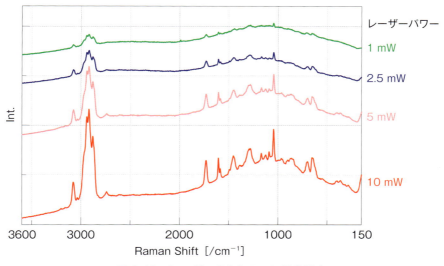

図 2.40　レーザー出力とラマン散乱強度

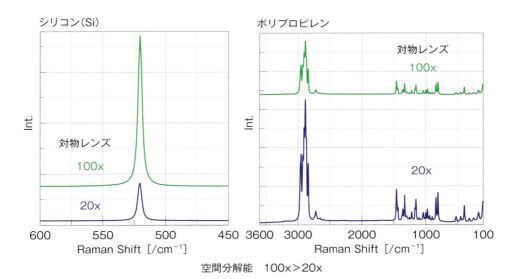

空間分解能　100x＞20x

図 2.41　対物レンズによるラマン散乱強度の違い

留意する必要がある。

iii　照射径（面積）および散乱光

　照射径（面積）も散乱光強度に影響を与える AP のひとつである。P 34「1 原理・装置構成」で述べたように，ある用途に特化した装置では集光率を調整した絞り（ビーム径）による影響もあるが，ここでいう照射径とは，通常の集光率を高めた測定（ミクロ測定）を行う場合のレーザービームが照射される大きさのことを指している。通常測定で照射径に影響を与える AP として，対物レンズ（倍率）が挙げられる。

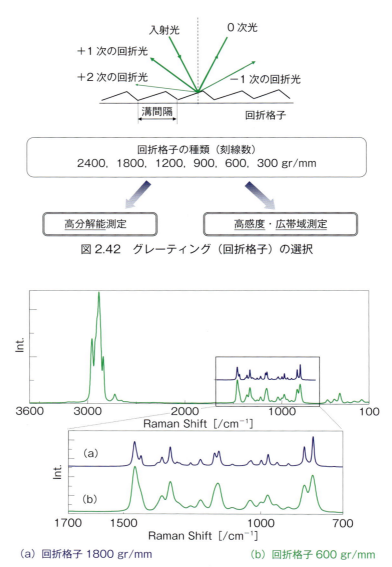

図2.42 グレーティング（回折格子）の選択

(a) 回折格子 1800 gr/mm　　　(b) 回折格子 600 gr/mm

図2.43 回折格子とスペクトル分解能

　例として，100倍と20倍の対物レンズを使用したときのラマン散乱スペクトルを**図2.41**に示す。100倍の対物レンズを使用することで，空間分解能が向上するが，図の左側のシリコン（Si）の例では，100倍の対物レンズの方がラマン散乱光強度は大きい。一方，ポリプロピレンの場合は20倍の方が強度は大きくなった。このように分析種の違いによって，対物レンズの倍率におけるラマン散乱強度に違いが生じることがあり，最適な対物レンズを選択する必要がある。

　また，試料が発するラマン散乱光を分光器へ導入する光学系と分光器部（特にグレーティング）もラマン散乱強度に影響する。グレーティングの概要と種類（刻線数）を**図2.42**に示す。通例，回折格子は1 mm 当たり，2400，1800，1200，900，600，300本の刻線数を

もつものがあり，溝間隔が狭い（刻線数が多い）と分解能が高くなるが，出射光強度は小さくなる．刻線数1800本と600本のグレーティングから得たそれぞれのラマン散乱スペクトルを**図2.43**に示す．刻線数が600本のラマン散乱スペクトルの方が散乱光強度は大きいものの，分解能が悪いことがわかる．

(3) 蛍光

蛍光による妨害はラマン分光測定における大きな問題の1つである．試料自身からの蛍光や不純物による蛍光があり，黄色などの着色試料で，特に蛍光の影響を受けやすい．蛍光による妨害への対策として，①レーザー出力を小さくして露光時間を長くする，②スリットを小さくする，③測定前にレーザーを長時間照射し，蛍光の強度を減少〔蛍光退色（フォトブリーチング）〕させる，④空間分解能（対物レンズなど）の狭小化，⑤励起波長の変更などがある．また，ソフトウェアを用いた処理として蛍光補正機能を用いることがある．

蛍光性試料のラマンスペクトルを**図2.44**に示す．蛍光励起波長に近い532 nm励起では，強い蛍光の影響でスペクトルはほとんど確認できないが，長波長励起にすると，蛍光励起波長から長波長側になるほど蛍光の妨害が少なくなり，1064 nmの近赤外励起ではほとんど蛍光の妨害を受けていないことがわかる．

蛍光退色を利用したラマンスペクトルの変化を**図2.45**に示す．レーザー出力を10 mWとし，試料をセットしてただちに測定して得たラマンスペクトルを青色で，また5分間試料にレーザーを照射した後に得たラマンスペクトルを緑色で示している．蛍光退色による測定の場合，ラマンスペクトルを得るための露光時間（データ取り込み時間）と蛍光退色に要した露光時間を区別して考えることが望ましい．メーカーにより異なるが，例えば，「待ち時間」などの条件設定項目があり，一定時間のレーザー光照射後，スペクトル測定が開始される．

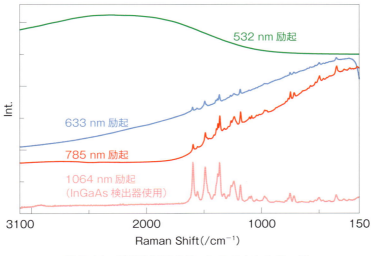

図2.44　蛍光性試料のラマンスペクトルの一例

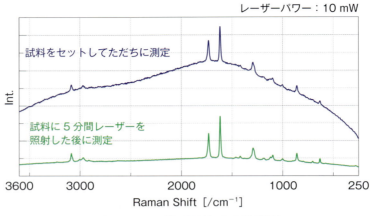

図 2.45　レーザー照射による蛍光退色

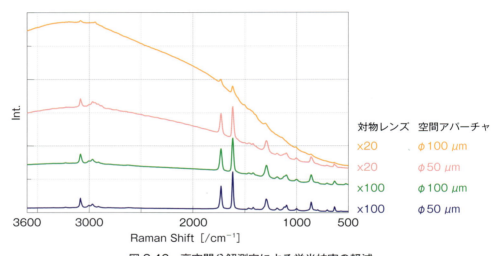

図 2.46　高空間分解測定による蛍光妨害の軽減

　レーザー照射部の対物レンズの倍率およびラマン散乱光導入部のスリット（またはアパーチャ等の絞り）サイズを変えたときのラマンスペクトルを**図 2.46** に示す．対物レンズの倍率を 20 倍から 100 倍に変えると，空間分解能が上がり，より狭い領域のラマン散乱光を得ることができる．このため，不純物などの分析種以外の成分に由来する蛍光の影響を減じることが可能となる．また，顕微アパーチャ（空間アパーチャ）径を小さくすることも蛍光の妨害を減じることに寄与する．

（4）Signal Noise（SN）比

　SN 比は通例，ラマン散乱強度が弱い場合など，ノイズの影響が大きく出るときに改善の対象となることが多い．通例，積算回数を多くすることでスペクトルを平均化し，ノイズを減じ，SN 比を向上させる．十分なラマン散乱強度があり，良好な SN 比が得られている場

合には，積算（平均化）回数は1回でも差し支えない。ただし，宇宙線がスペクトルに観察されている場合では，消去のために一般に積算回数を増やして測定するとよい。レーザー出力，露光時間，対物レンズ，スリットサイズなどの調整を行っても十分な強度のラマン散乱光が得られない場合には，通例，積算回数を増やしてSN比を改善することを試みる。

（5）ラマンシフトの校正

振動エネルギー準位間の遷移を赤外線の吸収により直接観察する赤外分光法と異なり，ラマン分光法では励起光（入射光）と散乱光の差〔励起波長と同じ波長の散乱光（レイリー散乱光）からのシフト量〕を観測するため，通例，レイリー散乱光をラマンシフトの基準として考える。このため，基準となるレイリー散乱光のラマンシフト〔通例，波数（/cm^{-1}）で表記する〕を0とすることで，励起波長を変えても同様のラマンシフトを得ることが可能となる。

多くの市販装置でラマンシフトの自動校正が実行できるようになっており，通常，ポリスチレンかシリコンを用いる。この際，装置条件で設定された中心波数周辺のラマンシフトについては精度が担保されるが，中心波数から遠いラマンシフトについては，波数のズレが大きくなるため，ラマンシフトの校正時の中心波数が異なるラマンスペクトルを比較するときには注意を要する。また，どの波数を中心波数とするかによって，得られるラマンスペクトルの波数範囲が影響を受けることがある。ただし，装置によっては，複数の中心波数を校正することで赤外吸収スペクトル測定法のように広域でのスペクトル計測が可能な場合もあるので，装置の仕様を確認して，目的に応じた校正内容を選定，実行することが重要である。

（6）その他

i　測定環境

試験室の温度などの測定環境がスペクトルに影響を与える可能性がある。特に，ピーク位置がシフトすることがあるため，試験室内の温度変化に留意する必要がある。試験室内の空調の制御の温度変化によるピークシフト現象が観察される場合には，再度，校正を行うか，あるいはピーク位置補正を行うことで対応できることがある。

ii　測定モード

ここでいう測定モードとは，ミクロ測定とマクロ測定，また後方散乱（反射）測定と前方散乱（透過）測定，ハンドヘルドラマン分光計などに多い直射型測定やファイバープローブ照射などの測定の種類のことをいう。測定モードが変わると散乱スペクトルに影響を与える可能性があるため，どの測定モードで散乱スペクトルを得たかを留意する必要がある。

iii　低波数（低周波，低振動数）ラマンスペクトル測定

低波数（極低波数も含む）ラマンスペクトル計測では，励起波長と同じ波長の強い散乱光（レイリー散乱光）を除去するフィルターを用いて，通常，レイリー散乱光に隠れている微弱なラマン散乱光を検出するため，技術的に多くの留意点がある。

2）フーリエ変換ラマン分光器によるスペクトル測定

　ラマン分光器は，分散型ラマン分光計（以下，分散型ラマン）とフーリエ変換ラマン分光計（以下，FTラマン）の2種類に大別される。これらは分光方式によって分類され，回折格子を用いて分光されたラマン散乱光をスペクトルとして検出する方式を分散型ラマン，干渉計を用いて得られたインターフェログラム（干渉波）を検出してフーリエ変換することでスペクトルを取得する方式をFTラマンと呼称する。また，FTラマンは，FTラマン専用の光学系として設計された専用機と，FTIRにラマン測定ユニットを設置したFTIRとFTラマン兼用機の2種に分類される。

　FTラマンと分散型ラマンでは，分光方式以外にも異なる点が多く存在する。**表2.1**に概要を示し，以下で詳細を解説する。

（1）励起波長

　一般的にFTラマンでは，励起光源として1064 nmのレーザーを使用する。一方，分散型ラマンでは，励起光源として紫外領域から近赤外領域の幅広い波長が用いられるが，販売されている装置では，主に可視領域から近赤外領域のレーザーが使用される。

　このレーザーの波長の違いが顕著に現れるのが測定試料由来の蛍光とラマン散乱強度である。ラマンスペクトル測定において，蛍光は測定における大きな阻害要因であり，多くの医薬品原薬および賦形剤は蛍光を発する。一般的に，蛍光を発する試料を測定する場合には，長波長のレーザーを励起光源として用いることで蛍光の影響を軽減してラマンスペクトルを取得する。FTラマンでは1064 nmと長波長のレーザーを使用するため，主に可視領域のレーザーを用いる分散型ラマンと比較して，蛍光の影響を回避することができる。そのため，ルーチン分析での使用が好まれる傾向がある。一方で，散乱光強度は可視領域のレーザーを用いる分散型ラマンの方が強くなる傾向がある。一般的に，散乱光強度は波長の4乗に反比例することが知られており，例えば，分散型ラマンで一般的に使用される波長532 nmとFTラマンで使用される波長1064 nmを比較すると，同一出力で測定する場合，励起波長1064 nmでは532 nmと比べて16分の1の強度の散乱光しか得られない。そのため，蛍光を発しない試料の場合には，分散型ラマンの方が短い測定時間でスペクトルを取得する

表2.1　分散型ラマンのFTラマンの比較

	FTラマン	分散型ラマン
長所	・1064 nmレーザーを使用するため，蛍光の影響を少なくして測定可能（ルーチン測定向き） ・分散型と比較して，波数精度，波数分解能に優れる（波数補正を必要としない） ・空間分解能が低く，サンプル全体の情報を取得しやすい（バルク測定）	・可視領域のレーザーを使用する場合，ラマン散乱強度が強い（短時間測定） ・駆動部のないシステム構成が可能（堅牢な測定システム） ・空間分解能が高く，1 μm未満の測定も可能（成分分布の評価）
短所	・1064 nmレーザーを使用するため，ラマン散乱強度が弱い ・高出力レーザーによるサンプル変性の可能性あり ・空間分解能が低いため，成分分布情報の取得が不得手	・励起波長によっては蛍光に妨害され測定不可 ・FTに比べて波数精度，波数分解能が劣る傾向にある ・空間分解能が高いため，試料のローカリティーの影響を受ける

ことができる。この散乱光強度の問題に対応するために，FT ラマンでは分散型ラマンよりも高出力なレーザーを使用することが多い。ただし，レーザー出力が高いことで，試料がレーザーにより変性しないように注意することはすでに述べたとおりである。

(2) 空間分解能

　FT ラマンでは分散型ラマンと比較して空間分解能が劣ることが多い。これは逆に言えば，バルク試料全体のラマンスペクトルを取得することが容易であることを意味する。また，空間分解能が低いため，高空間分解能を必要とするラマンスペクトルを用いた試料のイメージングを行うこともほとんどない。そのため，測定方法もバルク測定を主とした簡潔なものが多くなるのも特徴の1つである。一方，分散型ラマンによる顕微ラマン測定では1 μm 未満の高い空間分解能が大きな特徴である。この特徴を活かしたイメージング測定は分散型ラマンが得意な測定法である。イメージング測定をすることで，錠剤のような試料の成分分布を可視化することが可能となる**（図 2.47）**一方で，バルク試料全体のラマンスペクトルを取得することは苦手としており，試料のローカリティーの影響を受ける。ただし，最近ではこれらの問題を解決して分散型ラマンを用いてバルク情報を取得するために，透過ラ

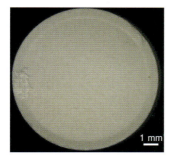 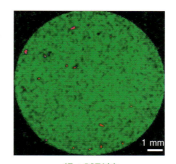

錠剤外観　　　　　　　　　　緑：賦形剤
　　　　　　　　　　　　　　赤：Ⅱ型　青：Ⅲ型

図 2.47　分散型ラマンによる錠剤イメージング図
　　　　カルバマゼピンの結晶多形

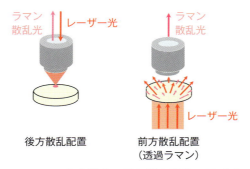

図 2.48　後方散乱配置と前方散乱配置（透過ラマン）の比較

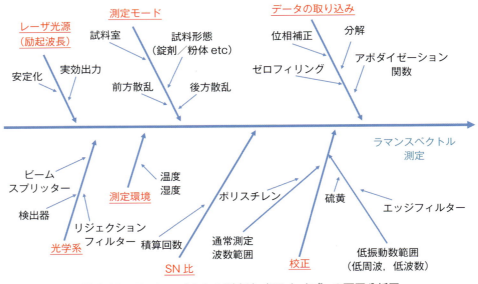

図 2.49 ラマンスペクトル測定法（FT タイプ）の要因分析図

マンと呼ばれる測定法が選択されることがある。この透過ラマンは，通常の測定に使用されている後方散乱配置での測定ではなく，前方散乱配置で測定することで試料全体のラマンスペクトルを取得することを試みている（**図 2.48**）。

(3) 波数分解能および波数精度

一般的に，FT ラマンは分散型ラマンと比較して，高い波数分解能で測定することができ，0.5 cm^{-1} を超える高波数分解能も容易に達成できる。また，FT ラマンで測定可能なラマンスペクトルの波数精度は，分散型ラマンと比較して 1 桁以上高くなる。そのため，わずかなピークシフトやバンドの分離も高い精度で再現性良く測定可能である。

(4) FT ラマンにおけるラマンスペクトルの質に関する要因分析の一例

FT ラマンを用いてラマンスペクトルを測定する際の要因分析（フィッシュボーン）図を**図 2.49** に示す。赤字で示した項目が重要分析パラメータ〔Critical Analytical Parameter (CAP)〕である。CAP に影響を与える分析パラメータ〔Analytical Parameter (AP)〕をそれぞれの CAP に関連付けることで要因分析図を構成しているが，この AP は必ずしもすべて考慮する必要はない。予想される影響の程度，また用いる装置の特徴や測定モード等により適宜選択する。

ⅰ　SN 比

SN 比は，ラマン散乱強度が弱くノイズの影響が大きく出るときに改善対象となる。測定試料ならびにレーザー出力条件が一定の場合，ラマンスペクトル測定において，ラマン散乱強度，ならびに SN 比の向上に寄与する主な AP は，露光時間と積算（平均化）回数であ

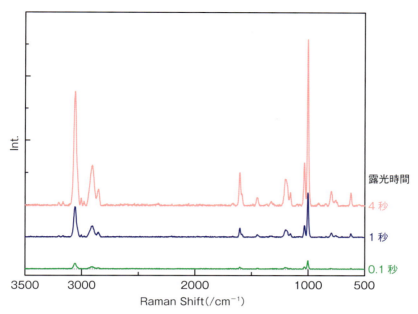

図 2.50 分散型ラマンにおける露光時間にともなうラマン散乱強度の変化

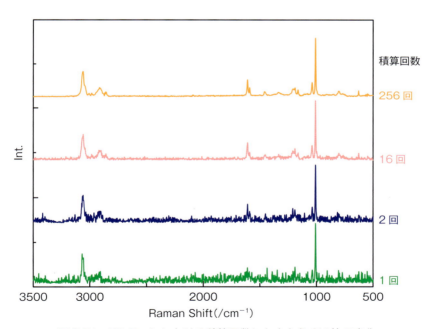

図 2.51 FT ラマンにおける積算回数にともなう SN 比の変化

る。分散型ラマンでは，露光時間の設定を長時間に変更することでラマン散乱強度の向上が見込める（**図 2.50**）。一方，FT ラマンでは露光時間に相当するパラメータが存在せず，SN 比を向上する場合には積算回数を増やす必要がある。

　積算回数は，1 回積算時のラマンスペクトルと比較して，n 回積算時には SN 比が $n^{1/2}$ 倍

向上する。例えば，2回積算時にはSN比が約1.4倍，16回積算時にはSN比が4倍，256回積算時にはSN比が16倍となる**（図2.51）**。通常の定性試験であれば8回程度（数秒の測定時間）でも十分なラマンスペクトルが取得できるが，ラマン散乱強度が弱い試料やピークシフトを精査する場合の測定では，より多くの積算回数を必要とする場合が多く，測定条件の最適化を検討することで質の高いラマンスペクトルが取得可能となる。また，FTラマンではこの積算回数が測定時間を決定する要素となり，測定時間（積算回数）をn倍しても，SN比は$n^{1/2}$倍にしかならない点に注意が必要である。

ii　データ取り込み
①**波数分解能**

　波数分解能（以下，分解）は，ラマンスペクトルを測定する際にピークの分離能力に影響を及ぼすパラメータである。分散型ラマンでは分光器内部の回折格子と，分光器の焦点距離に大きく依存するが，FTラマンでは干渉計の可動鏡の移動距離に依存する。そのため，分散型ラマンでは分解の変更にある程度のハードウェアの制約や条件設定が生ずるが，FTラマンでは可動鏡の移動距離を変更するだけで良いため，簡単に設定することが可能である。

　分解を最大光路差Lの逆数で定義すると，最大光路差Lと分解L^{-1}は**表2.2**のようになる[5]。可動鏡の移動距離を長くすればするほど高い分解を得ることが可能となる（ただし，装置には上限がある）。一般的に，固体や液体試料の定性分析であれば，分解は4 cm^{-1}か2 cm^{-1}で十分なスペクトルが得られる。一方で，結晶多形の違いや，試料のピークシフトを評価する場合には，1 cm^{-1}や0.5 cm^{-1}に設定して測定する。なお，幅広いバンドのラマンスペクトルを測定する場合や，測定速度を向上したい場合には，16 cm^{-1}に設定して測定することもある。FTラマンを用いたポリスチレンフィルムの測定結果を**図2.52**に示す。これらのスペクトルは分解を変化させて測定しており，高分解になればなるほどピーク形状が鋭く，かつベースライン付近のノイズが大きくなることを示している。

表2.2　最大光路差Lと分解L^{-1}の関係

最大光路差 L (cm)	分解 L^{-1} (cm^{-1})
0.07	16
0.125	8
0.25	4
0.5	2
1	1
2	0.5
4	0.25
8	0.125
16	0.07

第2章
ラマンスペクトル測定法

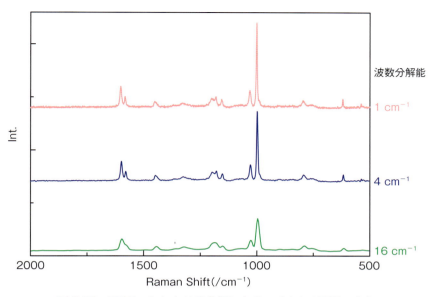

図2.52 FTラマンにおける分解によるスペクトル形状の変化

②アポダイゼーション関数

検出されたインターフェログラムは，スペクトルとして表示されるまでに，以下の5つの演算処理を必要とする
　①位相補正
　②ゼロフィリング
　③アポダイゼーション
　④フーリエ変換
　⑤スペクトル表示
ここでは，フーリエ変換処理をする前のアポダイゼーションについて解説する。

アポダイゼーションは，インターフェログラムからスペクトルにフーリエ変換する際に，バンド波形に表れるリップルと呼ばれる大きな波打ちを小さくする処理を示す。アポダイゼーションはインターフェログラムに関数 A（x）をかけることで処理される。このA（x）をアポダイゼーション関数という。

アポダイゼーション関数は，関数の違いによりスペクトルのSN比や分解に影響を及ぼすため，測定の目的に応じて選択する必要がある。**表2.3**に代表的なアポダイゼーション関数を示す。一般的に，高い分解で測定を行う場合には，フーリエ変換を行った際の半値幅が最も狭くなる長方形関数を利用するが，この場合のラマンスペクトルのSN比は低くなる。一方，SN比が高くなる三角形関数ではフーリエ変換を行った際の半値幅が広いためスペクトルの波数分解が低くなる。このため通常の液体や固体試料のスペクトルを測定する際には，cos関数やHapp-Genzel関数（Hamming関数とも呼ぶ）を用いることが多い。長方形関数，cos関数，三角形関数をアポダイゼーション関数として測定したポリスチレンフィルムのラマンスペクトルを**図2.53**に示す。ラマンスペクトル全体を観察すると，三角形関

表2.3 代表的なアポダイゼーション関数

関数名	$A(x), -L \leq x \leq L$	H	S/H	半値全幅
長方形	1	$2L$	-0.215	$0.60/L$
cosine	$\left(\cos 2\pi \dfrac{x}{L}\right)$	$1.27L$	-0.067	$0.82/L$
三角形	$\left(1 - \dfrac{|2x-L|}{L}\right)$	$1L$	0.045	$0.89/L$
Happ-Genzel (Hamming)	$0.54 + 0.46\left(\cos 2\pi \dfrac{x}{L}\right)$	$1.08L$	-0.006	$0.91/L$
Hanning	$0.5\left(1 + \cos 2\pi \dfrac{x}{L}\right)$	$1L$	0.008	$1.00/L$
Blackman	$0.42 - 0.50\cos\left(2\pi \dfrac{x}{L}\right) + 0.08\cos\left(4\pi \dfrac{x}{L}\right)$	$0.84L$	0.001	$1.15/L$

H：主ピークのピーク高さ，S：サイドローブの極大値

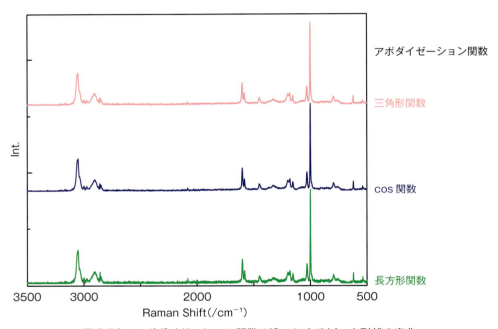

図2.53 アポダイゼーション関数の違いによるピーク形状の変化

数では全体的にバンドの高さが他の2つと比較して低いことがわかる。1100 cm^{-1}～900 cm^{-1}領域を拡大した**図2.54**では，長方形関数で測定したスペクトルの方がcos関数で測定したスペクトルよりも，ややバンドの半値全幅が狭いことが確認できる。一方，全体的なノイズはサイドローブが大きい長方形関数が最も大きい。

ⅲ　校正

　ラマンスペクトル測定法（第十七改正日本薬局方 第二追補 一般試験法に収載）では，携帯型を除くマクロ，顕微，プローブ測定において，校正されたポリスチレンの以下のピーク

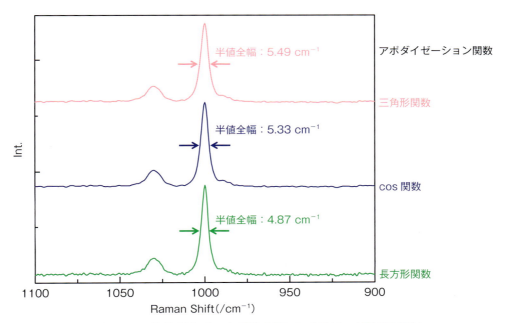

図 2.54 アポダイゼーション関数の違いによるピーク形状の変化
（1100 cm^{-1}〜900 cm^{-1} 拡大図）

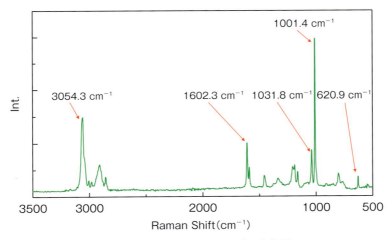

図 2.55 ポリスチレンのピーク位置

のうち，最低 3 つを用いて補正するように記載されている。

620.9 cm^{-1}（±1.5 cm^{-1}）

1001.4 cm^{-1}（±1.5 cm^{-1}）

1031.8 cm^{-1}（±1.5 cm^{-1}）

1602.3 cm^{-1}（±1.5 cm^{-1}）

3054.3 cm^{-1}（±3.0 cm^{-1}）

ポリスチレンのスペクトルを**図 2.55** に示す。図中に示す 5 カ所のピークが，指定され

ているピークとなる．分散型ラマンの場合，多くの市販装置では自動校正機能を有しており，中心波数の補正が可能である．一方，FTラマンの場合には，波数補正の必要がほとんどない．補正が必要な場合は，レーザー光源の交換，干渉計の不備など，装置メーカーによる修理が必要になることが多い．

4.2 低波数（低振動）ラマンスペクトル測定におけるスペクトルの質に関する要因分析の一例

　低波数ラマンスペクトル測定では，概ね 200 cm^{-1} 以下の低波数に相当するラマンシフトを得ることが多い．このラマンシフト領域は，分子の骨格振動，結晶格子振動などに相当するエネルギーが得られるため，遠赤外／テラヘルツ吸収スペクトルと比較して，概して感度は劣るものの，同様に分析種の結晶性を強く反映するスペクトルを得ることができる．**図2.56** に一般的な分散タイプのラマン分光器を用いることを想定した散乱スペクトル測定を行う際の要因分析（フィッシュボーン）図を示す（低波数範囲に関わる要因を緑色の破線で示す）．低波数ラマン測定に特徴的な緑破線で囲った部分を除き，概ね分散タイプのラマンスペクトル測定も同じ CAP，AP を考慮することで対応できる．

1）レーザー光源（励起波長）／ラマン散乱強度（照射部／分光部）

　一般に，低波数ラマンスペクトル測定では，532 nm の励起波長を用いることが多い．これは，励起波長を長波長側にすれば得られるラマン散乱光の強度が小さくなること，またラマン散乱光の強度を上げるためにレーザー出力を強くすると，相対的にレイリー光の強度も

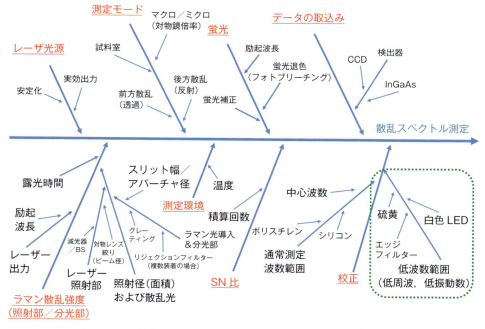

図 2.56　ラマンスペクトル測定法（分散タイプ）の要因分析図

高くなるため，フィルターの効果を考えると長波長励起のレーザー光源を用いることは少ない。したがって，通常のラマン散乱スペクトルの測定とは異なり，励起波長の選択は限定的であると思われる。通例，日常点検や定期的な校正作業などの品質管理業務の運用においてこれらの AP は保証される。

2）測定に向けた前調整
（1）事前準備

基準モードのラマン散乱スペクトル測定（ここでは，エッジフィルター等のバンドリジェクションフィルターを 1 枚搭載した，赤外スペクトル測定法とほぼ同範囲の波数範囲の散乱光スペクトル測定を指す）では，レーザー出力，露光時間，スリットなどが測定条件の最適化において重要である。これに対して，低波数ラマン散乱スペクトル測定の場合では，まず，レイリー散乱光をできるだけ除去すること，また微弱なラマン散乱光を高感度に得ることが要求される。一般に，シリコン（Si）由来の $520\,\mathrm{cm}^{-1}$ の強度を測定し，最大となるように調整する。この調整時には，通常のラマン散乱スペクトル測定用の 532 nm のエッジフィルターを用いる。

（2）ラマンシフトの校正と CCD 検出器の調整
ⅰ 波数校正

波数校正には，一般に Si や第十七改正日本薬局方 第二追補で提唱されているポリスチレンなどを用いる。Si を用いる場合では，一般的には，グレーティング 2400 gr/mm を選択，ピンホールスリットおよび矩形スリットなどを設定して，通常のラマン散乱スペクトル測定用の 532 nm のエッジフィルターを用いて行う。なお，レイリー散乱光のピークの検出強度を調整するために，光路に対して傾きを調整可能なエッジフィルターもあるが，一般的な市販のラマン分光器では，傾きは調整できないエッジフィルターを搭載しているものが多い。ちなみに著者が所有する装置では，高感度な検出を達成するためにエッジフィルターを傾けてレイリー散乱光が最適に検出できるように調整することができる。レイリー散乱光が見えている状態でレイリー散乱光の中心波数を 0 に設定する。

ⅱ 低波数測定用ノッチフィルターの調整

フィルターの傾きが調整可能な場合，低波数測定用ノッチフィルターの傾きを調整して波数校正を行う（**図 2.57**）。レイリー散乱光のような強いエネルギーが CCD 検出器に入ると検出素子を破壊するため，調整をはじめるにあたり，測定条件のレーザー強度（出力）および観察条件の観察時にレーザー光を見る条件を"シャッター"とすることで，CCD 検出器へのレーザーの進入を防止する。その上で，白色光源（外部 LED 光源等）を用いて，低波数ラマンシフトの校正を行う。対物レンズを適切な倍率のものを選び，LED 光源由来のエネルギーをモニターする。著者の所有する装置では，フィルターは 2 枚搭載できる構造となっており，通常測定では 1 枚のエッジフィルターを用いるが（**図 2.58**），低波数ラマン散乱スペクトルを測定する場合には，2 枚の低波数測定用のノッチフィルターを用いて測定

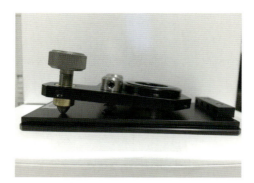

図2.57　角度可変型の低波数ラマン測定用ノッチフィルター

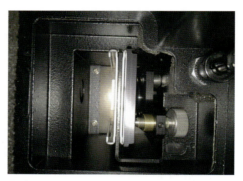

図2.58　フィルターユニット（2枚設置タイプ）にエッジフィルターを装着したところ

(a) ビニング通常設定時　　　(b) ビニング狭小設定時

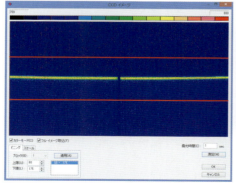
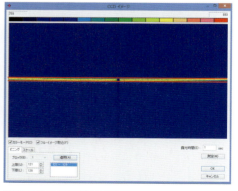
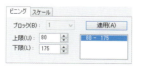

図2.59　CCD検出器のビニングイメージ

82

を行う．前段，後段それぞれにノッチフィルターを1枚ずつ挿入して白色光のピークの位置が0 cm^{-1}になるように調整後，2枚のノッチフィルターを挿入して，白色光のピーク形状がシンメトリーで，そのピーク位置が0 cm^{-1}であることを確認する．

iii CCD検出器の調整

通例，スリットを小さくし（著者の装置の場合では$\phi 17\,\mu\mathrm{m}$），CCD検出器のビニングイメージの取り込み幅を通常測定の場合（**図2.59**a）と比べて狭くする（図2.59b）．2本の赤線の内側が設定範囲を示している．

（3）硫黄を用いた低波数ラマン散乱スペクトルの校正

低波数領域のラマン散乱スペクトルを適切に検出できることを評価するための標準試料として，通例，硫黄を使用する．硫黄から得られる26 cm^{-1}付近のピークが測定できることを確認するとともに，アンチストークス側にも26 cm^{-1}付近にピークが観察されることを確認する（**図2.60**）．アンチストークス側にもピークが観察されることを確認することは，レイリー散乱ピークの裾の部分に観察されるラマン散乱ピークが，分析種由来であることを評価するために重要であり，両側に対称的にピークが観察されていない場合には，ノイズなどのフェイクなピークである可能性が高い．なお，硫黄を用いた校正時にこれらのピークが確認できることをバリデートしておけば，分析種の低波数ラマン散乱スペクトル測定の際には，必ずしも，レイリー散乱光を0 cm^{-1}としてストークス側とアンチストークス側が対称的なラマン散乱スペクトルを得る（示す）必要はない．分析種によっては，レーザー出力，露光時間あるいは積算回数の調整を行っても，レイリー散乱光の強度が大きいため，CCD検出器の負担を考慮すると，十分なラマン散乱光の強度を得ることが難しいことがある．このような場合には，中心波数をストークス側にずらしてレイリー散乱光をCCD検出器に入れないようにすることで，測定条件の調整範囲が広がることが期待できる．

以上が，低波数ラマン散乱スペクトル測定を行う際に，通常のラマン散乱スペクトルの測

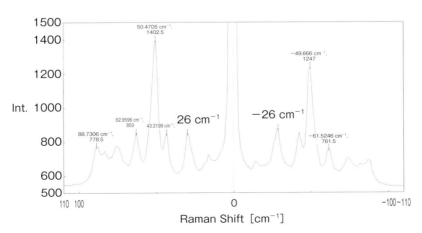

図2.60　硫黄から得た低波数ラマン散乱スペクトル

定と比較して特徴的な調整が必要な点である．それ以外は，通常のラマン散乱スペクトルを測定する場合と同様の留意点を考慮することで対応できる．

　低波数領域のラマンシフトを観察することが可能な装置がいくつか市販されているが，一般的には，エッジフィルターの傾きの調整が不要であるなど，簡便に測定できる装置が多いものと思われる．お手持ちの装置と比較して，適切な調整を行っていただきたい．

4.3　低波数ラマン散乱スペクトルの高感度測定に向けて

　低波数領域のラマンシフトを感度よく得るためには，ノッチフィルターを2枚もしくは3枚組み合わせることによって，レイリー散乱光を効率よく除去することが必要である．ノッチフィルターの調整が可能なラマン分光器の場合，この調整が散乱スペクトルの質を大きく左右することがあるので注意を要する．レイリー散乱光をできる限り除去できるように調整を行うが，いざ測定を始めると，分析種由来のラマンスペクトルが観察されているものの，

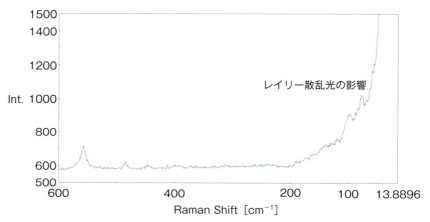

図 2.61　ノッチフィルターの調整でレイリー散乱光を除去し切れなかった低波数ラマンスペクトルの例

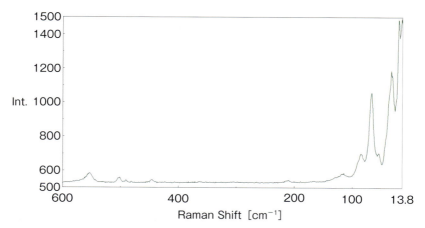

図 2.62　ノッチフィルターの調整でレイリー散乱光を効率よく除去できた低波数ラマンスペクトルの例

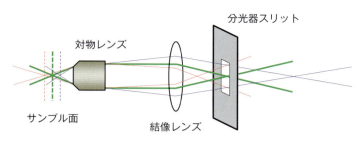

図 2.63　スリット共焦点方式の光学系概略図

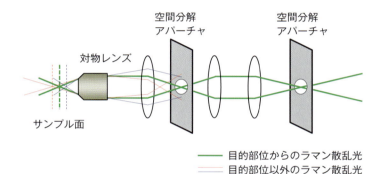

図 2.64　DSF 方式の光学系概略図

レイリー散乱光を除去し切れずにベースラインに被ってしまうことがある（**図 2.61**）。**図 2.62** はうまく調整したノッチフィルターによって得た極低波数領域のラマンスペクトルであるが，実際のところ，ノッチフィルター 2 枚の組み合わせであっても，30 cm^{-1} 以下の極低波数領域までベースラインにレイリー散乱光が被ることなく，スペクトルの取得を行うことが可能となる。

　また，一般の共焦点光学ラマン分光器で用いられているスリット共焦点方式では，目的部位のラマン散乱光以外にもレーザー照射によるラマン散乱光に由来する迷光の影響を受け，イメージング測定などの際に空間分解能が低くなることがある（**図 2.63**）。この現象を回避し，回折限界レベルの高い空間分解能を達成するために，共焦点光学系の空間分解アパーチャを 2 つ構成することで迷光の除去を行い，焦点位置（フォーカスした目的部位）のラマン散乱光のみを検出することが可能な DSF（Dual Spatial Filtration）方式（**図 2.64**）を採用した分光器も市販されている。この DSF 方式を採用したラマン分光器を用いて極低波数領域を測定する場合，焦点位置における極めて小さい領域から得たラマン散乱光を用いてフィルターの調整を行うために，角度の調整範囲が狭くなることがある。これらのことに留意し，測定の目的に適った方式を採用した分光器を選択するとよい。

4.4 低波数（低周波数）領域から得られる振動分光情報

　低波数領域と称される分子振動領域では，主に，分子の骨格振動，分子内相互作用，分子間相互作用，結晶格子（フォノン）振動と理解されている。したがって，結晶多形や擬似結晶多形など，"結晶性"に関連する情報を捉えることが得意であるが，一般に中赤外，近赤外分光法や基準振動のラマン分光法で得られるような，官能基などの分子の化学構造に結びつく情報を得ることは難しい。

　低波数領域のスペクトルの散乱強度（ラマン分光法の場合）および吸収強度（遠赤外/テラヘルツ分光法の場合）は分析種の結晶性に強く依存する。したがって，結晶性が低い化合物は概してブロードで，時にいくつかのピークが重複するピークを示すこともある。定性分析としての活用に向けて解明するべき，また解決するべき課題も多い。

4.5 医薬品品質評価ツールとしての低波数ラマン分光法の可能性

1）低波数ラマン散乱スペクトル測定の活用に向けて

　低波数領域を測定対象とするラマン分光器は，通常波数領域を測定対象とするラマン分光器と比較して，レイリー散乱を効率的に除去するノッチフィルターを搭載できる構造であることを除いて，光学系はほぼ同じである。したがって，ノッチフィルターを搭載するスペースを確保するために装置がやや大きいこと，励起波長が 532 nm のレーザー光源を用いること，また測定範囲が低波数側の比較的狭い領域となることを除けば，通常波数領域の測定を主目的とした汎用タイプのラマン分光器と同様の測定のバリエーションが期待できる。低波数ラマン分光法としばしば比較対象とされる遠赤外/テラヘルツ分光法の測定のバリエーションに関して比較すると，低波数ラマン分光法の場合，①非破壊（前処理不要）計測が可能であり，測定条件によっては迅速に測定できること，②顕微（ミクロ）測定を採用するこ

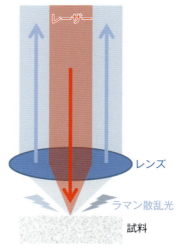

図 2.65　顕微レーザーラマン分光測定時の試料表面におけるレーザー光焦点位置の概略図

とで，数マイクロメートル程度の微小領域のラマンスペクトルが得られること，③光学ファイバープローブを用いて遠隔的に，かつ *in situ* 計測が可能であること，などが利点として挙げられる（ただし，低波数領域に限ったことではない）。これらの利点は，例えば，連続生産を含めた医薬品の製造工程における PAT ツールとしての可能性を広げている。一方で，低波数ラマン分光法では，通例，微細な焦点位置における数マイクロメートル程度の入射光の浸み込み（深さ方向）からの散乱光を得るため **（図 2.65）**，測定対象となる試料全体を反映した品質情報を確保したことを示すためには，さまざまな工夫が必要となることが想定される。このことは，顕微測定を採用する場合に共通していえることであるが，低波数領域を含めた顕微ラマン分光法の医薬品品質評価ツールとしての適用アプローチを検討する際には十分に考慮しなければならない。

2）低波数ラマンスペクトルとテラヘルツスペクトル

　低波数ラマンスペクトルでは，主としてラマン活性をもつ振動が検出される。この点については，赤外分光法と通常波数領域のラマン分光法の場合と同様に相補的な関係にあると考えることができる。ここでは，テオフィリンを例として，低波数領域に観察される赤外活性振動とラマン活性振動の関係性について考察する。テオフィリン無水物およびテオフィリン水和物のテラヘルツスペクトルを**図 2.66，2.67** にそれぞれ示す。テオフィリン無水物はテラヘルツ波領域に赤外活性モードのピークが 0.95 THz（約 32 cm^{-1}）および 1.60 THz（約 53 cm^{-1}）に，また無水物の擬似結晶多形である一水和物では 1.64 THz（約 55 cm^{-1}）にのみピークが観察されている。擬似結晶形転移（水和）によって 1.60 THz のピークが 1.64 THz にシフトし，0.95 THz のピークは消失した。

　一方，ラマン活性振動モードについては，テオフィリン無水物で 19 cm^{-1}，32 cm^{-1}，および 65 cm^{-1} に特徴的なピークが，また 55 cm^{-1} 付近にショルダー様のピークが観察された**（図 2.68）**。これに対して水和物では，27 cm^{-1} 付近および 65 cm^{-1} 付近にピークが観察された**（図 2.69）**。無水物から得たテラヘルツスペクトルとラマンスペクトルの比較では，32 cm^{-1} 付近に両スペクトルともにピークが観察された。テラヘルツスペクトルに観察される 53 cm^{-1} 付近の大きなピークは，ラマンスペクトルでは 65 cm^{-1} に現れており，前者のピークは赤外活性，後者はラマン活性の振動であると推察している。水和物では，テラヘルツスペクトルで 55 cm^{-1} に観察された分子間相互作用と推察されるピークがラマンスペクトルでは 65 cm^{-1} で観察されている。これらの結果からテラヘルツスペクトルの 55 cm^{-1} 付近または極低波数ラマンスペクトルの 65 cm^{-1} 付近のピークは，無水物または水和物において，それぞれ赤外活性およびラマン活性を共にもつ振動である可能性が示唆され，擬似結晶多形転移現象よってシフトしたものと推察している。

　ラマン分光法は，赤外分光法と比較して，多くの試料で希釈などの前処理が不要で非接触計測が可能であること，また低波数領域（通常測定で約 150 cm^{-1}）まで測定可能であることなどから，最近，人気が高まっている分析法のひとつである。日本薬局方 一般試験法にも収載され，品質試験・工程管理試験法としてますます興味が集まるものと予想される。ラ

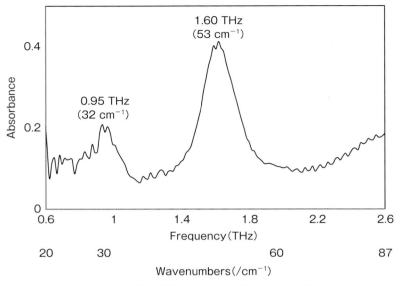

図 2.66　テオフィリン無水物のテラヘルツスペクトル

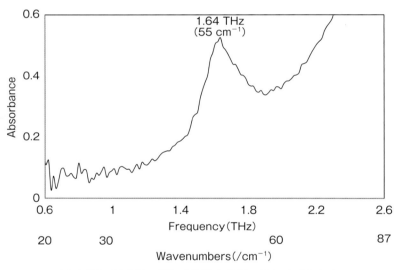

図 2.67　テオフィリン水和物のテラヘルツスペクトル

マン分光法は，よく比較対象にされる赤外分光法などの吸収スペクトル測定法と異なり，散乱スペクトル測定法に特有の技術的留意点がある。今後，規格及び試験方法，また日本薬局方医薬品各条の規格試験として規定するときに，どのような項目が規格試験条件として示され，またどのような項目を試験法設定の妥当性の根拠として示すべきかという考え方のアプローチを系統立てていく必要があろう。また，ラマン分光器は，高性能ハイエンドモデル，*in situ* 測定や工程解析にも適用可能な多目的ラマン分光器，また原料の受け入れ試験などの簡易的な測定を想定したハンドヘルド（ハンディータイプ）ラマン分光器など，さまざまなタイプの分光器が市場に流通している。それぞれの装置のタイプによって，分析条件の設定

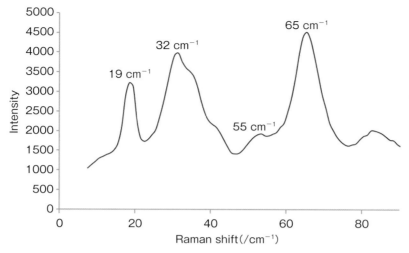

図 2.68　テオフィリン無水物の極低波数ラマンスペクトル

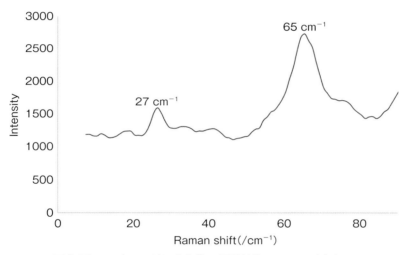

図 2.69　テオフィリン水和物の極低波数ラマンスペクトル

項目が異なるなどの特徴があるが，規格試験法として設定する場合には，一般化した記載内容となることが想定され，規格設定に用いる（分析法のバリデーションで用いた）装置や分析条件などにおける CAP が適切に反映されないことが懸念される。適切なラマン散乱強度をもつスペクトルを測定し，かつ再現性の高い試験条件を達成するためには，どのような CAP を想定し，また評価したか，という試験法開発の際の一連の考え方の流れを試験法設定の妥当性として示すことは，規格及び試験方法に関する当局側との効率的なコミュニケーションを行うための材料にもなり得る。本章で例示した要因分析図はラマン分光器を用いて散乱スペクトル測定を行う際に，スペクトルに影響を与える項目を網羅的に示しており，個々のケースに応じて適切に AP を選定できるようにした。この要因分析図が試験条件の開発ならびに規格試験法設定における技術要件抽出のための判断材料となれば幸いである。

参考文献

1) JIS K0215 分析化学用語（分析機器部門）（2004）
2) JIS K0215 分析化学用語（分析機器部門）（2016）
3) JIS K0137 ラマン分光分析通則（JAIMA/JSA）（2010）
4) 長谷川健著，スペクトル定量分析，株式会社講談社（2005）
5) 古川行夫編著，赤外分光法，講談社サイエンティフィク（2018）

第3章 近赤外スペクトル測定法

はじめに

　近赤外（NIR）分光法は，医薬品規制調和国際会議（ICH）Q8 の概念の導入に伴い，プロセス解析工学（PAT）による品質管理体制の運用における有望な分析法の1つとして製薬分野で注目されてきた。また，第十五改正日本薬局方第二追補から参考情報として近赤外吸収スペクトル測定法が収載されている。NIR 分光法は多くの固形試料を迅速，非破壊で測定できるだけでなく，光学ファイバープローブを用いて分光器本体から離れた場所にある試料の遠隔測定が可能である。したがって，製薬分野では，工程管理を含めた製造および品質管理現場で，導入のしやすい分析法であり，品質規格・基準のためのオフラインでの分析法として利用されるばかりではなく，プロセス解析ツールの1つとしての応用研究が進められている[1〜9]。さらに，製薬分野において注目されている連続生産など，オンライン測定によるリアルタイム解析が要求される製造工程での活用も期待されている。

1 近赤外領域の電磁波と分子振動

　NIR 線は，波長がおよそ 800 nm〜2500 nm（波数では 12500 cm^{-1}〜4000 cm^{-1}）の電磁波（光）であり，赤外領域と可視領域の中間に位置している。NIR 分光法はこの領域における光の吸収，あるいは発光に基づく分光法であり，主に中赤外（MIR）領域で得られる分子の基準振動（伸縮振動および変角振動）の倍音あるいは結合音に相当する。これらの近赤外領域で観察される結合音および倍音は，主として C-H，O-H，N-H などの X-H 結合の非調和性により生じるものであり，これらは分析種の化学構造を反映する分子振動情報として非常に有用である。しかしながら，結合の非調和性は水素結合などの分子間相互作用の影響を強く受ける。すなわち，周囲の分子環境によりスペクトルが影響を受けることがあり，この現象が吸収の帰属をはじめとするスペクトル解析を難しくする要因となる。特に水素結合によるバンド幅の広がりや多数の倍音，結合音への遷移の重なりにより，バンド幅の広い非常に複雑なスペクトルが得られることがある。一方，測定対象が固形試料の場合には，粒度（粒径），硬さ（密度），充填密度などの物理的情報も含んでいる[10]。このような近赤外領域の電磁波がもつ分光学的特性から，NIR スペクトルの解析には，ケモメトリックス（多変量解析）や二次元相関分光法のような情報を引き出すための方法が採用されることが多く，NIR 分光法のさまざまな分野での普及発展に伴いこれらの手法に関する研究も活発に行われている。このように，NIR スペクトルは吸収のオーバーラップや周囲の分子環境により影響を受けるため，その扱いが難しい反面，周囲の分子環境の変化などを鋭敏に捉えることが可能

であることから，振動分光・分子科学研究において非常に魅力的な分析ツールの 1 つであるといえる。

2 原理・装置構成

一般的な近赤外分光器の光学系について，フーリエ変換形（型）の光学系を図 3.1 に，また分散形（型）の光学系を図 3.2 に示す。基本的には，中赤外分光器と同じ装置構成であり，光源（ランプ）をハロゲンランプに，また，フーリエ変換形（型）の場合は，ビームスプリッターおよび窓板をフッ化カルシウム（CaF_2）に，そして検出器を InGaAs 検出器に切り換えることで，中赤外領域と近赤外領域と両領域にわたって測定できる装置も多い。

フーリエ変換形と分散形の原理と特徴について図 3.3 に示す。現在，市販されている近

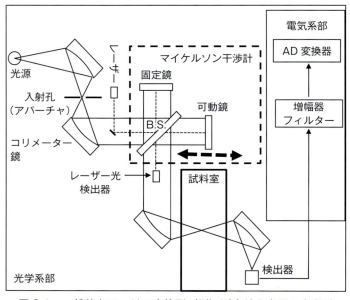

図 3.1　一般的なフーリエ変換形（型）近赤外分光器の光学系

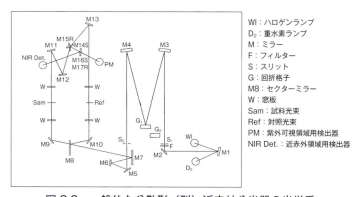

図 3.2　一般的な分散形（型）近赤外分光器の光学系

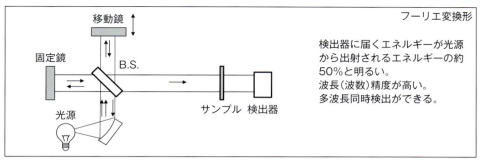

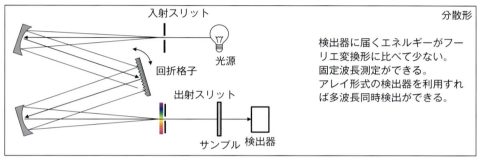

図 3.3　フーリエ変換形と分散形の原理および特徴の比較

赤外分光器の多くでフーリエ変換形が採用されている。フーリエ変換形は，マイケルソン干渉計から発生した干渉波をフーリエ変換することでスペクトルが得られる分光器で，測定に要する時間が短く，検出器に到達する光源のエネルギーが約 50% と効率的であること，また多波長での時間変化測定などに優れた特徴をもつ。加えて波長（波数）精度が分散形に比べて高い。一方で，分散形の場合は，グレーティングを用いて分光し，スリットを用いて選択的に分光した波長の光を利用するため，検出器に到達するエネルギーがフーリエ変換形と比べてかなり少なくなる。しかしながら，固定波長での測定が可能という特徴をもち，高次倍音領域においてフーリエ変換形と比較して高い SN 比で吸収スペクトルが得られるという利点を併せもつ。また，一般に分散形はフーリエ変換形と比較して測定に時間を要するが，フォトダイオードアレイ形式の検出器の採用により，短時間（1 秒程度）で高精度，高感度の分光測定を行う NIR 分光器[11]や，単素子でも，回折格子を高速で動かすことで，短時間で測定できる NIR 分光器が開発されており，分散形における測定に時間を要するというデメリットは将来的に解消される可能性がある。また，フーリエ変換形や分散型以外に AOTF（Acousto-Optic Tunable Filter：音響光学可変波長フィルタ）などの光学素子を利用した分光器もある。

3 粉末試料の測定における NIR スペクトルの特性[12]

　NIR スペクトルは，周囲の分子環境により強く影響を受け，非常に多数の倍音，結合音に相当するエネルギー準位への遷移が重なることにより，バンド幅の広い非常に複雑なスペ

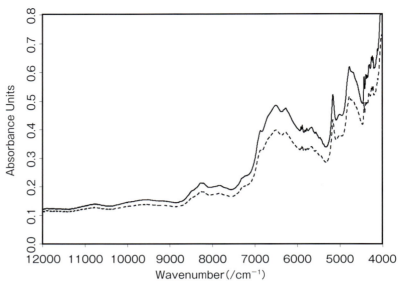

図 3.4 すり混ぜによる乳糖一水和物の近赤外スペクトルの変化
実線:すり混ぜなし,破線:すり混ぜ後

表 3.1 乳糖一水和物の NIR 特性吸収

8286 cm^{-1}	6874 cm^{-1}	6508 cm^{-1}	5921 cm^{-1}	5888 cm^{-1}	5169 cm^{-1}	4776 cm^{-1}
CH 第二倍音	H$_2$O	OH 伸縮振動の倍音	CH 第一倍音	CH 第一倍音	CH 第一倍音	OH 結合音

クトルが得られることがある。また,NIR 分光法の導入動機として多い,粉末などの固形試料の測定においては,粒度(粒径),硬さ(密度),充填密度などの物理的情報も含むスペクトルが得られることがあり,この現象を利用した造粒工程における粒度解析などへの応用も試みられている。

　一般的な NIR 分光分析に関する成書では,試料の前処理としてすり混ぜによる粉末化後の測定を推奨していることが多い。これは,試料における NIR 光の散乱を抑え,スペクトルの再現性を得るためには有効な前処理である。しかしながら,PAT などのプロセス解析において,固形試料を非破壊で測定することを目的に NIR 分光法を導入するケースが多く,これらの場合では,試料の粒径分布などがスペクトルに影響を与えることを考慮して測定・スペクトル解析系を構築する必要がある。

　乳糖一水和物をそのまま拡散測定したスペクトルとすり混ぜて拡散反射測定したスペクトルを図 3.4 に示す。すり混ぜた乳糖から得たスペクトル(破線)は,すり混ぜなしにそのまま測定して得たスペクトル(実線)と比較して,測定範囲の全般にわたって吸光度が下がる傾向を示すことがわかる。また,乳糖一水和物から得られる特性吸収(表 3.1)でのすり混ぜの有無における吸光度の比(すり混ぜなし/すり混ぜ後)を求めると 0.83〜0.85 とほぼ変わらず,波数に非依存的に吸光度(ベースライン)が変化していることがわかる。

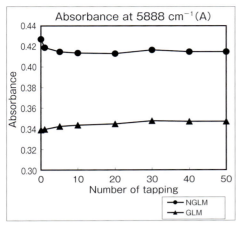
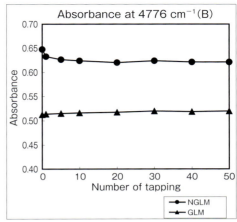

図 3.5 CH 第一倍音（A）OH 結合音（B）における吸光度のすり混ぜとタッピングの影響
NGLM：すり混ぜなし，GLM：すり混ぜ後

続いて，これらの特性吸収のうち，CH 第一倍音（5888 cm^{-1}）と OH 結合音（4776 cm^{-1}）における吸光度のすり混ぜの有無とタッピングの影響について図 3.5 に示す。両官能基の NIR 吸収は，共にすり混ぜなしの粉末（NGLM）の方がタッピングにより吸光度が低下し，10～20 回のタッピングにより吸光度がほぼ一定になることがわかった。この現象は，粒径が比較的大きく，また粒度分布が広い粉末試料で認められていた充填時の空隙がタッピングにより埋まったことにより，試料粉末内への NIR 光の浸透ならびに拡散反射率の低下が主原因として引き起こされたと考えられた。一方で，すり混ぜた粉末（GLM）の場合では，両ピーク共にタッピング 30 回までわずかに吸光度が増加する傾向を示した。この現象については，細かな粒子が密に充填されている状態にあるものが，タッピングによって粒子がより整然と詰まり，接することで NIR 光の浸透率は影響されないものの，拡散反射率が増加した可能性があるものと推察した。

3.1 粒子の不均一性と測定精度

すり混ぜを行った乳糖一水和物（GLM）とすり混ぜを行わなかった乳糖一水和物（NGLM）について，吸光度の変化がなくなるまでタッピングした後，サンプルバイアルを固定したまま 15 回連続的に拡散反射測定を行った。得られた吸光度（5888 cm^{-1}，CH 第一倍音）の平均値とその 95% 信頼区間および相対標準偏差（RSD）を求めたところ，GLM が 0.3448±8.4938×10^{-5} および 0.042%，NGLM については 0.4130±9.330×10^{-5} および 0.039% であり，両試料間で有意な差は認められなかった。

一方で，吸光度の変化がなくなるまでタッピングした両サンプルバイアルについて，バイアルを測光部から一旦外してバイアルを 0°，90°，180°，270° および 360° 回転して再設置した場合の，吸光度（5888 cm^{-1}，CH 第一倍音）の平均値とその 95% 信頼区間および RSD は，GLM が 0.3469±0.0018 および 0.42%，NGLM については 0.4166±0.0109 および 0.66%

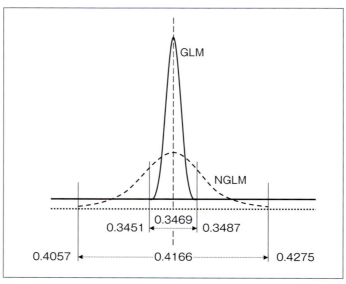

図 3.6　CH 第一倍音の吸光度値の母平均と信頼区間のイメージ
NGLM：すり混ぜなし（破線），GLM：すり混ぜ後（実線）

であり，吸光度の RSD については，固定した連続測定と比較して 10 倍以上大きくなり，また，すり混ぜの有無で比較した場合では，すり混ぜた試料の方がやや小さな RSD を示し，95% 信頼区間については，固定設置の連続測定と比較して信頼幅が著しく広がった**（図 3.6）**。

　以上の結果から，すり混ぜ操作を行っていない，そのままの粉末試料を用いて NIR 測定を行う場合では，試料粒子の不均一性が測定データ間における吸光度値の信頼性に与える影響について考慮するべきである。

3.2　ベースライン補正に用いるスペクトル前処理

　粉末などの固形試料を分光測定する場合には，試料の粒度（粒径）の違いや充填密度などの変化によりスペクトルの吸光度が全体的に増減することで，光路長が変化することと同様の現象が発生してベースラインがシフトすることがある。

　ある吸収の吸光度（A）と試料濃度（c）の関係は，ランベルト・ベールの法則に従い，下記の式 3.1 のように表すことができる。

$$A = c \times \varepsilon \times d \tag{式 3.1}$$

　　A：吸光度，c：試料濃度，ε：モル吸光係数，d：試料の厚さ

　粉末試料の場合，試料の粒径が異なることで粉末の充填密度（試料の厚さ）が変化し，吸光度 A が影響を受ける。この現象がスペクトル全体にわたって起こるために，ベースラインが変化する。

　この影響を補正するために，標準正規変量（Standard Normal Variate；SNV）や乗算的散

郵便はがき

１０１-８７９１

７０７

料金受取人払郵便

神田局承認

5491

差出有効期間
2021年6月
30日まで
（切手不要）

（受取人）
東京都千代田区神田猿楽町
１－５-15（猿楽町SSビル）

株式会社 **じほう** 出版局

愛読者 係 行

（フリガナ） ご 住 所	□□□ － □□□□　　　　　　　　　　　　　□ご自宅 □お勤め先 TEL：　　　　　　　　FAX： E-mail：　　　　　　　　@		
（フリガナ） ご所属先		部署名	
（フリガナ） ご 芳 名	男・女　年齢（　　）		
ご 職 業			

お客様のお名前・ご住所などの情報は、弊社出版物の企画の参考とさせていただくとともに、弊社の商品や各種サービスのご提供・ご案内など、弊社の事業活動に利用させていただく場合があります。

製剤開発、品質・プロセス管理のための
赤外・ラマンスペクトル測定法

ご愛読者はがき　　　　　　　　　　5220-6

1. 本書をどこでお知りになりましたか。
   - □ 書店の店頭で　□ 弊社からのDMで　□ 弊社のHPで
   - □ 学会展示販売で　□ 知人・書評の紹介で
   - □ 雑誌・新聞広告で【媒体名：　　　　　　　　　　　】
   - □ ネット書店で【サイト名：　　　　　　　　　　　】
   - □ その他（　　　　　　　　　　　　　　　　　　）

2. 本書についてのご意見をお聞かせください。
   - 有　用　性（□ たいへん役立つ　□ 役立つ　□ 期待以下）
   - 難　易　度（□ やさしい　□ ふつう　□ 難しい）
   - 満　足　度（□ 非常に満足　□ 満足　□ もの足りない）
   - レイアウト（□ 読みやすい　□ ふつう　□ 読みにくい）
   - 価　　　格（□ 安い　□ ふつう　□ 高い）

3. 最近購入されて役立っている書籍を教えてください。

4. 今後どのような書籍を希望されますか。

5. 本書へのご意見・ご感想をご自由にお書きください。

ご協力ありがとうございました。弊社書籍アンケートのご回答者全員の中から毎月抽選で30名様に図書カード（500円分）をプレゼントいたします。お客様の個人情報に関するお問い合わせは、E-Mail：privacy@jiho.co.jpでお受けしております。

乱補正（Multivariate Scattering Correlation；MSC）などのスペクトル前処理を行うことが多い。SNV 処理が個々のスペクトルにおける全ての波数点を用いて統計的に正規化するのに対し，MSC 処理は，スペクトルに付随する乗算的散乱因子および加算的散乱因子を最小二乗法により推定し，この推定値からスペクトルを算出する。例えば，スペクトルと吸光度との関係について，簡単に下記の式 3.2 で表すことができる。

$$y = k \times A + b \tag{式 3.2}$$

k：傾き，A：吸光度，b：偏り

これに乗算的散乱因子（α）および加算的散乱因子（β）が加わると，式 3.2 は下記の式 3.3 として表される。

$$y = (k \times \alpha \times A) + \beta + b \tag{式 3.3}$$

粒径の違いによる充填密度の変化は，式 3.1 で示すように光路長の変化につながり，吸光度の増減の原因となる。したがって，粒径は乗算的散乱因子の 1 つとして考えることができる。

これらの因子が及ぼすスペクトルへの影響により，検量モデル構築用の試料から得たスペクトルと比べて吸光度が変化するために濃度予測を行うことが困難となることがある。MSC を用いると，この 2 つの散乱因子を最小二乗法により推定し，推定値を変換式に代入することによって光路長が変化する前のスペクトルを算出する。その結果，吸光度の変化の比率が検量線作成用の試料スペクトルと同じになり，光路長変化前の検量線を使用して定量的予測が可能となる。ただし，MSC は検量線作成用の試料スペクトル群の平均スペクトルを基準スペクトルしているため，検量線の試料スペクトル数を増減させると平均スペクトルも変化し，継続的な検量モデルの使用が困難となるなどの欠点がある。近年のスペクトル処理技術の進展により，このような欠点を補完する改良 MSC 法も開発されている[13]。

3.3 ベースライン補正が吸光度に与える影響
1） 粉末試料の粒径の均質さと吸光度

著者らは定量的予測時のスペクトル前処理（ベースライン補正）に伴う，補正後の吸光度のばらつきがどの程度になるかを調べた[12]。

乳糖一水和物を用いて，すり混ぜを行った乳糖一水和物（GLM）とすり混ぜを行わなかった乳糖一水和物（NGLM）に対する，タッピングを 50 回まで行ったときの NIR スペクトルに対する SNV および MSC 処理後の吸光度（5888 cm^{-1}，CH 第一倍音）の変化を図 3.7 および図 3.8 に示す。

GLM の結果（A：原スペクトル，B：SNV 処理後，C：MSC 処理後）を図 3.7 に示すが，タッピング数の増大に伴う吸光度の変化は，SNV 処理および MSC 処理後においても原スペクトルと同様の変化を示し，タッピング 10 回までは吸光度の変化は大きく，それ以降は緩やかにほぼ一定の変化で吸光度は増加を続けた。吸光度は，原スペクトルと MSC 処理後ではあまり変化は認められなかったが，SNV 処理の場合では，約 2 倍の吸光度を示した。

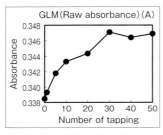
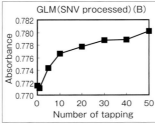
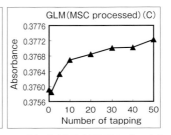

図 3.7　すり混ぜ後の乳糖一水和物（GLM）から得た 5888 cm^{-1} における吸光度とタッピングの関係に対するベースライン補正の影響
A：原スペクトル，B：SNV 処理後，C：MSC 処理後

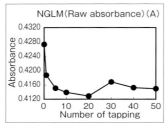
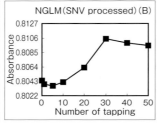
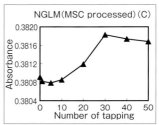

図 3.8　すり混ぜなしの乳糖一水和物（NGLM）から得た 5888 cm^{-1} における吸光度とタッピングの関係に対するベースライン補正の影響
A：原スペクトル，B：SNV 処理後，C：MSC 処理後

　原スペクトルでタッピング 30 回において吸光度が突出して高くなっているが，この結果は，このときの GLM の詰まり具合によって，光路長がやや大きめに変化したことで，その結果，吸光度の増加率が高くなったと推察している。SNV 処理ならびに MSC 処理共にタッピング 30 回における吸光度の変化率は，前後のタッピング回数のそれとほぼ同じとなっており，原スペクトルにおける吸光度の突出した変化は，乗算的散乱因子（粒径）の影響によるものとの推定を裏付けるものと考えている。

　一方で，NGLM では，原スペクトル（図 3.8A）においてバイアルへの充填後からタッピング 20 回まで吸光度が減少し，30 回で若干の吸光度の増加が観察されたものの，それ以上のタッピングによる吸光度の増加は認められなかった。これに対して，SNV 処理（図 3.8B）ならびに MSC 処理（図 3.8C）では，タッピングの回数が 30 回まで吸光度は増加し，それ以上では増加は観察されなかった。この現象について，原スペクトルでは，粒径が比較的大きく，また粒子が不均一の粉末試料で認められていた充填時の空隙がタッピングで埋まったことにより，正反射光が増え（NIR 光が潜り込みにくくなり），試料粉末内への NIR 光の浸透ならびに拡散反射率の低下が主原因として引き起こされて吸光度の減少が観察されたと考えているが，SNV 処理ならびに MSC 処理を行った場合では，散乱因子の影響が補正されたためにキャンセルされたものと思われた。

　以上の結果から，GLM および NGLM のいずれにおいてもタッピング回数 30 回以上で，吸光度はほぼ一定となる可能性が示された。GLM と NGLM におけるタッピング回数 30 回

表 3.2 バイアル固定設置時のすり混ぜた乳糖―水和物（GLM）の連続測定における吸光度（5888 cm^{-1}）のばらつき

GLM (Fixed position)	Raw absorbance	SNV processed absorbance value	MSC processed absorbance value
1	0.3447	0.7792	0.3771
2	0.3447	0.7785	0.3770
3	0.3448	0.7781	0.3769
4	0.3449	0.7786	0.3770
5	0.3451	0.7784	0.3769
6	0.3447	0.7779	0.3769
7	0.3446	0.7778	0.3769
8	0.3446	0.7780	0.3769
9	0.3449	0.7783	0.3769
10	0.3449	0.7780	0.3769
11	0.3446	0.7783	0.3768
12	0.3449	0.7776	0.3769
13	0.3447	0.7779	0.3769
14	0.3447	0.7782	0.3769
15	0.3447	0.7787	0.3770
Ave.	0.3448	0.7782	0.3769
SD	0.00014	0.00041	0.00007
RSD	0.042%	0.052%	0.019%

までの吸光度の変化の違いについては，粒子サイズおよび/または粒径の均質さなどの違いが影響を与えているものと推察している．

2） ベースライン補正後の吸光度のばらつき

　GLM と NGLM について，吸光度の変化がなくなるまでタッピングした後，サンプルバイアルを固定したまま15回連続的に拡散反射測定して得られた原スペクトル，SNV 処理後スペクトルおよび MSC 処理後スペクトルにおけるそれぞれの吸光度（5888 cm^{-1}，CH 第一倍音）の平均値，標準偏差（SD）ならびに相対標準偏差（RSD）をそれぞれ**表 3.2**（GLM）および**表 3.3**（NGLM）に示す．

　GLM および NGLM の原スペクトルにおける吸光度の平均値，SD および RSD は，GLM で 0.3448，1.40×10^{-4} および 0.042%，NGLM で 0.4130，1.60×10^{-4} および 0.039% であった．これに対して，SNV 処理スペクトルにおける吸光度の平均値，SD および RSD は，GLM で 0.7782，4.10×10^{-4} および 0.052%，NGLM で 0.8102，5.30×10^{-4} および 0.065%，MSC 処理スペクトルにおける吸光度の平均値，SD および RSD は，GLM で 0.3769，0.70×10^{-4} および 0.019%，NGLM で 0.3818，0.70×10^{-4} および 0.019% であった．これらの結果から，SNV 処理では吸光度が原スペクトルと比べて2倍近くに増加し，GLM および NGLM ともに SD および RSD が大きくなり，また MSC 処理では SD および RSD が小さく

表 3.3　バイアル固定設置時のすり混ぜなし乳糖一水和物（NGLM）の連続測定における吸光度（5888 cm^{-1}）のばらつき

NGLM (Fixed position)	Raw absorbance	SNV processed absorbance value	MSC processed absorbance value
1	0.4129	0.8101	0.3818
2	0.4131	0.8106	0.3818
3	0.4131	0.8105	0.3818
4	0.4132	0.8105	0.3818
5	0.4129	0.8092	0.3816
6	0.4132	0.8098	0.3817
7	0.4130	0.8095	0.3817
8	0.4129	0.8098	0.3817
9	0.4131	0.8112	0.3819
10	0.4129	0.8103	0.3818
11	0.4130	0.8102	0.3818
12	0.4127	0.8105	0.3818
13	0.4130	0.8094	0.3817
14	0.4127	0.8105	0.3818
15	0.4132	0.8102	0.3818
Ave.	0.4130	0.8102	0.3818
SD	0.00016	0.00053	0.00007
RSD	0.039%	0.065%	0.019%

なる傾向を示したものの，吸光度の繰返し測定のばらつきは非常に小さい結果が得られた。

一方で，吸光度の変化がなくなるまでタッピングした両サンプルバイアルについて，バイアルを測光部から一旦外してバイアルを 0°，90°，180°，270° および 360° 回転して測光部に置き直す操作を行い，繰り返し 5 回測定した場合の吸光度（5888 cm^{-1}，CH 第一倍音）の平均値，標準偏差（SD）ならびに相対標準偏差（RSD）をそれぞれ**表 3.4**（GLM）および**表 3.5**（NGLM）に示す。

GLM および NGLM の原スペクトルにおける吸光度の平均値，SD および RSD は，GLM で 0.3468，0.0013 および 0.38%，NGLM で 0.4170，0.0023 および 0.54% であった。これに対して，SNV 処理スペクトルにおける吸光度の平均値，SD および RSD は，GLM で 0.7778，0.0024 および 0.30%，NGLM で 0.8121，0.0020 および 0.24%，MSC 処理スペクトルにおける吸光度の平均値，SD および RSD は，GLM で 0.3769，0.00036 および 0.09%，NGLM で 0.3821，0.00032 および 0.08% であった。以上の結果から，バイアルの固定設置による連続測定と比較して，原スペクトルで約 10 倍，ベースライン補正後で約 4 倍大きいばらつきを示したが，バイアルを再設置した場合（一般的な測定環境のモデル）では，ベースライン補正によりばらつきが小さくなる傾向を示した。本実験では，MSC 処理の方が SNV 処理よりばらつきが小さくなる傾向が示されたが，これは SNV 処理が個々のスペクトルを統計的に正規化するのに対して，MSC 処理が一連の測定で得られた試料スペクトル群の平均スペ

表 3.4 バイアル再配置時のすり混ぜた乳糖一水和物（GLM）の連続測定における吸光度（5888 cm^{-1}）のばらつき

GLM	Raw absorbance value	SNV processed absorbance value	MSC processed absorbance value
0	0.3474	0.7802	0.3772
90	0.3455	0.7748	0.3764
180	0.3482	0.7762	0.3766
270	0.3475	0.7800	0.3772
360	0.3452	0.7780	0.3769
Ave.	0.3468	0.7778	0.3769
SD	0.0013	0.0024	0.00036
RSD	0.38%	0.30%	0.09%

表 3.5 バイアル再配置時のすり混ぜなし乳糖一水和物（NGLM）の連続測定における吸光度（5888 cm^{-1}）のばらつき

NGLM	Raw absorbance value	SNV processed absorbance value	MSC processed absorbance value
0	0.4150	0.8095	0.3817
90	0.4171	0.8146	0.3825
180	0.4180	0.8113	0.3819
270	0.4202	0.8135	0.3823
360	0.4147	0.8118	0.3820
Ave.	0.4170	0.8121	0.3821
SD	0.0023	0.0020	0.00032
RSD	0.54%	0.24%	0.08%

クトルを基準スペクトルして計算することによると思われる。

　粒度（粒径）などの乗算的散乱因子や加算的散乱因子によるスペクトルへの影響をキャンセルし，光路長の変化前の検量線を使用して定量的予測を可能とするベースライン補正などのスペクトル前処理技術を適切に用いることで測定環境や試料の状態に起因する外乱の影響を除去し，より精度の高い定量予測を行うことが可能となる。このようにスペクトル処理は，特に NIR 定量分析を行う上で不可欠であるが，吸光度を利用した単変量検量モデルの構築あるいは多変量解析を行う際の定量予測精度の見積もりなどにおいて，これらの補正処理がスペクトルに与える影響もバリデーションの際に確認しておくとよい。

4 分子間相互作用と NIR 吸収

4.1 溶液中の化合物濃度と NIR 吸収

　純物質の NIR スペクトルについては，過去の研究の蓄積により多くのバンドで帰属することが可能となっている。いくつかの成書において帰属に関する情報を得ることができる

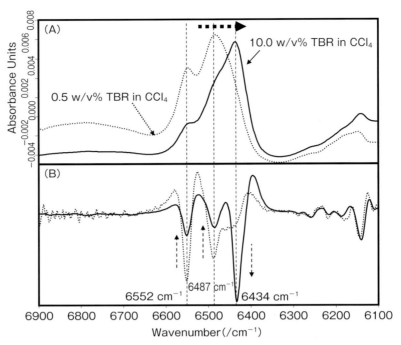

図 3.9 溶液中の TBR 濃度によるピークシフト
A：原スペクトル，B：二次微分スペクトル

が，液体中での分析種のスペクトルに基づいて示されていることが多い。液体中では，分子の結合する力が弱く，それぞれの分子が互いの位置関係を拘束しないために自由に移動することができる。一方，固体（結晶）では，分子は隣接する分子間で強固な水素結合ネットワークを構築するため，分子間相互作用に寄与する官能基は分子振動の動きが制限され，共有結合を形成する 2 原子間の距離は長くなる。このことにより固体（結晶）における帰属波長（波数）は，液体と比較して長波長（低波数）側にシフトする。

　気管支拡張作用をもつツロブテロール（TBR）を例とした液体中の濃度の違いによる吸収の位置の変化する様子を**図 3.9** に示す[14]。TBR 0.5 w/v% および 10.0 w/v% 四塩化炭素（CCl_4）溶液（四塩化炭素は有害試薬であるが，CH 結合をもたないために NIR 領域に吸収がなく，溶液中の化合物の NIR スペクトルを溶媒の影響なしに得るために用いた）の原スペクトル（図 3.9A）の比較では，0.5 w/v% で 6487 cm^{-1} に観察された最も大きいピークが 10.0 w/v% では 6434 cm^{-1} にシフトしたように見える。この現象は希薄溶液中の TBR 分子は近くに存在する他の TBR 分子と相互的な影響なく存在しているが，溶液中の TBR の濃度が高まることで，溶液中の TBR 同士で相互作用が発現してピーク位置が低波数側にシフトしたことを示している。二次微分吸収（図 3.9B）では，このバンドに 3 つのピークが観察され，濃度が高くなると，6552 cm^{-1} と 6487 cm^{-1} のピークが小さくなり，一方で 0.5 w/v% 溶液では 6434 cm^{-1} 付近に観察される小さいショルダー状の吸収が，10.0 w/v% 溶液では，ピークとして大きくなったことがわかる。

　結晶状態の TBR から得たスペクトルを**図 3.10** に示すが，3 つのピークは高波数側から，

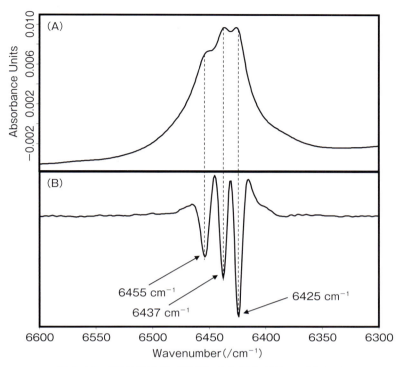

図 3.10 TBR 純物質（結晶）から得た NIR スペクトル
A：原スペクトル，B：二次微分スペクトル

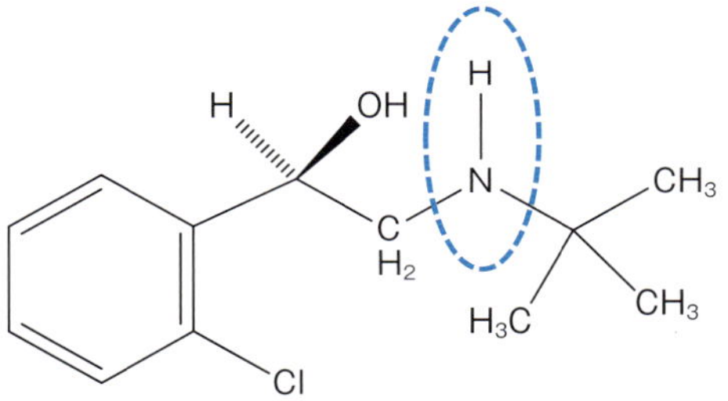

図 3.11 TBR の化学構造

それぞれ 6455 cm^{-1}，6437 cm^{-1} ならびに 6425 cm^{-1} に観察される。最も高波数側に観察された 6455 cm^{-1} のピークは溶液のときと比べて約 100 cm^{-1}，真中の 6487 cm^{-1} のピークは 50 cm^{-1} 低波数側にシフトし，低波数側に観察される 6425 cm^{-1} のピークは約 10 cm^{-1} 低波数側にシフトしただけであった。これらは，それぞれのピークに対する分子間相互作用の影響に差があることを示唆している。この吸収バンドは，TBR の化学構造 (**図 3.11**) とブチルアミンの CCl$_4$ 溶液の NIR スペクトルの帰属に関する文献[15]を参考に，二級アミン（破線で囲まれた部分）の第一倍音（—NH—）（文献値は 6530 cm^{-1}）であると帰属した。

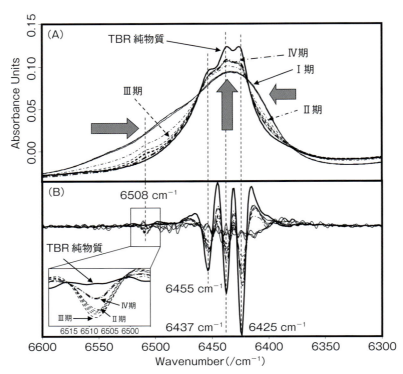

図 3.12　TBR の結晶化過程における二級アミン第一倍音のピーク形状と強度の経時変化
A：原スペクトル，B：二次微分スペクトル

4.2　結晶化と NIR 吸収

　結晶化が NIR 吸収に与える影響について，同じく TBR を用いた例を用いて紹介する．溶融した TBR 結晶（非晶質）における二級アミンの第一倍音の経時変化を図 3.12 に示す．非晶質から結晶化が完了するまでの再結晶過程を，便宜上，Ⅰ期（1 時間未満），Ⅱ期（1～3 時間），Ⅲ期（3～24 時間）およびⅣ期（24 時間以上）と分けて，それぞれの期における NH 第一倍音を図に示している．TBR の結晶塊が観察されていないⅠ期では，当該吸収は幅広で丸い先端を示したが，時間の経過とともに吸収の半値幅は狭くなり，かつ，その強度は大きくなった．そして，Ⅳ期では，吸収の先端部分の形状は，TBR 結晶から得た NH 第一倍音と酷似する形状を示した．TBR 純物質結晶から得た NH 第一倍音の二次微分吸収で観察される 3 つの吸収の先端は，溶融後 1 時間では観察されなかったが，3 時間以降で観察され，その強度も経時的に大きくなった．

　経時的な測定の間，非晶質 TBR の無色の塊から徐々に白色の結晶が生成しているのが目視でも観察され，NH 第一倍音の強度が大きくなる現象は結晶化と深く関連しているものと考えられた．この現象について，非晶質状態でランダムな方向を向いていた TBR 分子が結晶化によって整列し，TBR 分子中の二級アミン（-NH-）が隣接する TBR と分子間相互作用を形成することにより低波数側にシフトしたものと考えられる．

　また，6508 cm^{-1} の二次微分吸収強度は溶融後 3 時間（Ⅱ期）で出現し，6 時間（Ⅲ期）

で最大となったが，29時間後（Ⅳ期）には減少した（図3.12Bの拡大部分）。一方で，TBR純物質から得たスペクトルではこの吸収は観察されなかった。この結果について，熱量測定でⅡ期に観察された小さな結晶塊の融点は82.6℃であったのに対して，Ⅳ期の結晶の融点は90.4℃であった。この結果は文献値[16]から，再結晶過程の早い時期の結晶は準安定形であるが，Ⅳ期以降の結晶は安定形であることがわかり，溶融により非晶質状態であるTBRは，結晶化において準安定形から安定形に変化する過程を経ることが示唆された。以上の結果から，6508 cm^{-1}の吸収は準安定形に特徴的な吸収であると考えられ，結晶形のモニタリングなどにおいて活用が期待できるものと考えられる。

4.3 光学活性化合物とラセミ化合物における NIR 吸収

本項では，光学活性化合物とラセミ化合物における NIR 吸収の違いについて，キノロン系合成抗菌剤のレボフロキサシン（LVFX，光学活性化合物）とオフロキサシン（OFXN，ラセミ化合物）を例に紹介する[17]。両化合物の拡散反射 NIR スペクトルを**図3.13**に示す。実線はLVFX，破線はOFXNを示す。両者はそれぞれ特徴的なスペクトルパターンを示している。ここでは，有機化合物で最も多く化学構造に含まれるCH結合について着目し，第一倍音，第二倍音および結合音の第一倍音領域と分けて比較した。

1） 第一倍音領域

これらの化合物のCH第一倍音領域の拡散反射NIRスペクトルを**図3.14**に示す。6200 cm^{-1}～5600 cm^{-1}の範囲に芳香族ならびにアルキル基のCH第一倍音が検出される。6000 cm^{-1}～5900 cm^{-1}（芳香族由来のCH第一倍音）における二次微分スペクトル**（図3.15）**では，それぞれ5つのピークが観察されたが，両者間でピーク位置が一致する吸収は認められなかった。また，LVFXで観察された5941 cm^{-1}と5925 cm^{-1}のピーク（図3.14）は，

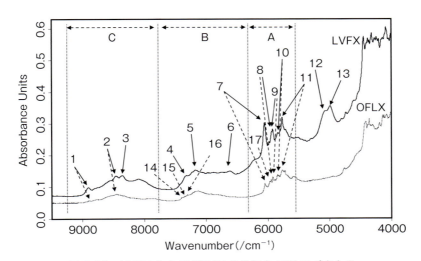

図3.13　LVFX および OFXN から得た NIR スペクトル
実線：LVFX，破線：OFXN

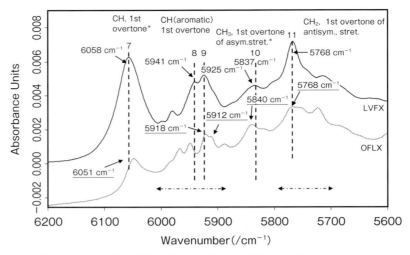

図 3.14　CH 第一倍音領域の LFXN と OFXN の NIR スペクトル
実線：LFXN，破線：OFXN

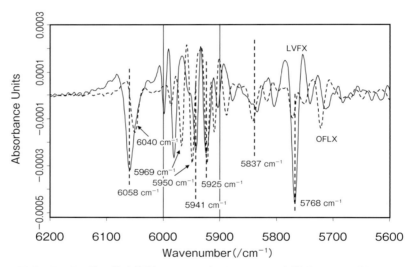

図 3.15　CH 第一倍音領域の LFXN と OFXN の二次微分 NIR スペクトル
実線：LFXN，破線：OFXN

これらの付近に観察された OFXN のピークに対して大きな吸光度を示したが，この違いは OFXN がラセミ化合物として 2 種類の分子の配列をもつのに対して，LVFX は L-体（鏡像異性体）のみから結晶構造を形成していることから CH 第一倍音の強度が大きくなっていると考えている。

2）第二倍音および第一倍音と変角振動の結合音領域

CH 第二倍音および CH 第一倍音と CH 変角振動の結合音領域（9500 cm^{-1}〜6500 cm^{-1}）

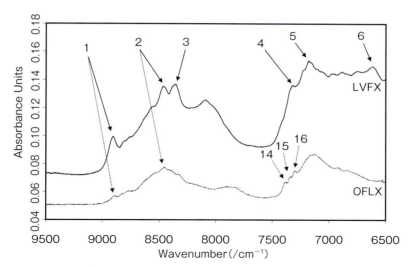

図3.16 CH第二倍音ならびにCH第一倍音とCH変角振動の結合音領域のLVFXおよびOFXNのNIRスペクトル
実線：LFXN，破線：OFXN

の拡散反射NIRスペクトルを**図3.16**に示す。LVFXについて、8908 cm^{-1}の吸収（ピークNo.1），8465 cm^{-1}（ピークNo.2）はCH$_3$由来のCH第二倍音，8360 cm^{-1}（ピークNo.3）はCH$_2$由来のCH第二倍音，また，7324 cm^{-1}（ピークNo.4）ならびに7189 cm^{-1}（ピークNo.5）は，CH$_3$およびCH$_2$由来のCH第一倍音とCH変角振動の結合音と帰属した。OFXNについては，8893 cm^{-1}の吸収（ピークNo.1），8457 cm^{-1}（ピークNo.2）はCH$_3$由来のCH第二倍音，また，7390 cm^{-1}～7306 cm^{-1}で3つのCH第一倍音とCH変角振動の結合音が観察された。光学活性化合物であるLVFXの方が，ラセミ化合物であるOFXNと比べて，第二倍音において15 cm^{-1}～8 cm^{-1}高波数側に，一方，CH第一倍音とCH変角振動の結合音においては117 cm^{-1}～66 cm^{-1}低波数側に観察された。

光学異性化合物とラセミ化合物における結晶構造中の分子の配置などがCH倍音ならびに結合音に影響を与えている。分子中のCH自体は他の分子と相互作用を示さないが，CHに隣接する官能基が他の分子と相互作用を示すと，官能基との共有結合を通してCH振動が影響を受けると考えられる。

4.4 フリー化合物と塩酸塩におけるNIRスペクトルの違い

LVFXとLVFX塩酸塩のCH第一倍音（芳香族CH）領域のスペクトルを**図3.17**に示す。塩酸塩の方がフリー化合物と比べて小さい吸光度を示した。6060 cm^{-1}～5830 cm^{-1}の範囲で，塩酸塩は9つ，フリー化合物では7つの吸収が観察された。また，両化合物で共通して観察された5998 cm^{-1}の吸収は，HClとの相互作用の影響を受けていないことが推察され，このことから，HClから距離があり相互作用の影響を受けない位置にあるCHに由来する振動であると考えられる。

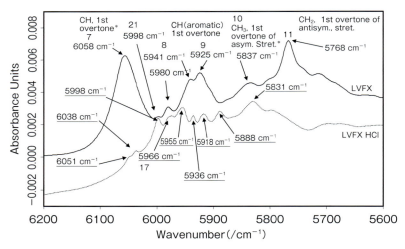

図 3.17 CH（芳香族）第一倍音領域の LVFX と LVFX 塩酸塩の NIR スペクトル
実線：LVFX，破線：LVFX 塩酸塩

　NIR 領域で観察される分子振動が周囲の分子環境の違いによって受ける影響について，液体と固体，光学活性化合物とラセミ化合物，そして塩酸塩とフリー化合物を例に挙げて紹介した。NIR 領域の分子振動は，MIR 領域で得られる分子振動と比べて検出できる分子振動の種類は少ないが，解析の仕方によっては，これらの分子振動に関する多くの情報を引き出すことが可能である。分子振動の詳細な解析は，複雑で面倒な作業のように思えるが，製剤開発や生産段階における品質に関する様々な情報を得ること，そしてこれらの情報を品質トラブルの解明に活用することも期待できる。

参考文献

1) J. Luypaert, D.L. Massart, Y. Vander Heyden : Talanta, 72, 865-883（2007）
2) Y. Sulub, R. LoBrutto, R. Vivilecchia, B.W. Wabuyele : Anal. Chim. Acta, 611, 143-150（2008）
3) A.T. Tok, X. Goh, W.K. Ng, R.B. Tan : AAPS PharmSciTech., 9, 1083-1091（2008）
4) T.R. De Beer, P. Vercruysse, A. Burqqraeve, T. Quinten, J. Ouyang, X. Zhang, C. Vervaet, J.P. Remon, W.R. Baeyens : J. Pharm. Sci., 98, 3430-3446（2009）
5) J. Mantanus, E. Ziémons, P. Lebrun, E. Rozet, R. Klinkenberq, B. Streel, B. Evrard, P. Hubert : Anal. Chim. Acta, 642, 186-192（2009）
6) M.J. Lee, C.R. Park, A.Y. Kim, B.S. Kwon, K.H. Banq, Y.S. Cho, M.Y. Jeong, G.J. Choi : J. Pharm. Sci., 99, 325-335（2010）
7) T.R. De Beer, M. Wiqqenhorn, R. Veillon, C. Debacq, Y. Mayeresse, B. Moreau, A. Burqqraeve, T. Quinten, W. Friess, G. Winter, C. Vervaet, J.P. Remon, W.R. Baeyens : Anal. Chem., 81, 7639-7649（2009）

8) H. Wu, M.A. Khan : J. Pharm. Sci., 9, 1516-1534 (2010)
9) W. Li, L. Xing, L. Fang, J. Wang, H. Qu : J. Pharm. Biomed. Anal., 53, 350-358 (2010)
10) 尾崎幸洋：実用分光法シリーズ　近赤外分光法，アイピーシー，18 (1998)
11) K. Murayama, T. Genkawa, D. Ishikawa, M. Komiyama, Y. Ozaki : Rev. Sci. Instrum., 84, 023104 (2013)
12) T. Sakamoto, Y. Fujimaki, Y. Hiyama : Pharmazie, 62, 841-846 (2007)
13) M. Watari, Y. Ozaki : J. Near Infrared Spectrosc., 16, 257- (2008)
14) T. Sakamoto, Y. Fujimaki, Y. Takada, K. Aida, T. Terahara, T. Kawanishi, Y. Hiyama : J Pharm Biomed Anal, 74, 14-21 (2013)
15) J. Workman Jr., L. Weyer. : Practical guide to interpretive near-infrared spectroscopy, CRC Press (2007)
16) M.R. Caira, S.A. Bourne, C.L. Oliver : Thermal and structural characterization of two polymorphs of the bronchodilator tulobuterol, J. Therm. Anal. Cal. 77, 597-605 (2004)
17) T. Sakamoto, Y. Fujimaki, Y. Hiyama : Pharmazie, 63, 628-632 (2008)

第4章 遠赤外/テラヘルツスペクトル測定法

はじめに

　テラヘルツ分光法は，ICH Q8で提唱されたプロセス解析工学（Process Analytical Technology：PAT）の概念の導入に伴い，近赤外（NIR）分光法やラマン分光法とともに非破壊・非接触計測が可能な分析法の1つとして製薬分野に紹介された。一方で，テラヘルツ分光法とほぼ重複する電磁波領域を用いた分光法として遠赤外分光法がある。遠赤外分光法は，古くから製薬分野においてその名前が知られていたが，赤外（中赤外）分光法と比較してあまり活用されてこなかった。遠赤外分光法とテラヘルツ分光法では，測定装置の原理が異なるものの，同様の吸収スペクトルが観察される。"テラヘルツ"は周波数の単位を起源とする呼称であると考えられる。電磁波（光）を，例えば，可視，紫外，赤外（近赤外，中赤外，遠赤外）などと分類し，また紫外可視分光法，赤外分光法，近赤外分光法と一般に呼称し，また，薬局方においても，この分類にしたがって名称を，紫外可視吸収スペクトル測定法，赤外吸収スペクトル測定法，近赤外吸収スペクトル測定法と定義している。このことを考慮すると，赤外（中赤外）より低波数側を扱う分光法については，総じて，遠赤外分光法と称することが相応しいのかもしれない。

1 テラヘルツスペクトル測定法

1.1 テラヘルツ（遠赤外）領域の電磁波の特性と吸収スペクトル

　テラヘルツ分光法として対象とする電磁波の領域については，国際的に明確な定義付けは行われていないが，概ね0.1 THz～10 THz（波長：約30 μm～3 mm，波数：約333.3 cm^{-1}～3.3 cm^{-1}）を指すことが定着してきた。この電磁波領域は，光と電波が重なる領域であり，テラヘルツ波は両者の性質を併せもつ。この領域の電磁波の存在は，かねてから予測されていたものの，この帯域は光源あるいは電波発信器の出力が急激に低下する領域（テラヘルツギャップ）に相当し，長い間，未踏の光として研究が進められてきた。近年の半導体素子ならびにレーザー装置を含めた発信器および検出器の進歩によって安定したテラヘルツ波を発信・検出できるようになり，さまざまな分野で広く知られるようになった。

　テラヘルツ波は光のような直進性と電波のような高い物質透過性をもつので，これを利用するとX線撮像のように透視画像を得ることができる。一方で，そのエネルギーは極めて低いために被曝の心配はないので，空港でのボディチェックなどのセキュリティ対策への応用が考えられている。また，テラヘルツ波は無線通信に使われる電波の高周波数の極限として高速大容量通信キャリアとして期待されるなど，これらの分野では明確な目的で産業応用

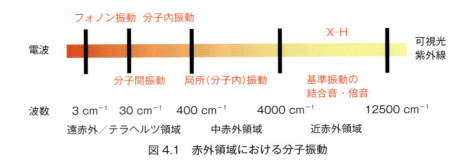

図4.1 赤外領域における分子振動

に向けた研究開発が進んでいる。さらに，テラヘルツ波の特性として，自然界での輻射が極めて少なく，迷光を低減できるということも産業利用上のメリットになる。

医薬品やアミノ酸・糖などの有機分子は，骨格振動や分子間振動がテラヘルツ周波数帯域に存在しているので，この帯域の分光スペクトルにはそれぞれの分子や結晶構造に固有な吸収が観測できる[1]。このことからテラヘルツ分光スペクトルは指紋スペクトルと呼ばれ，物質の識別・定量に用いることができる。赤外周波数帯域（中赤外領域）で観測されるスペクトルは比較的軽い官能基に由来する振動に対応しているので，必ずしもその分子に固有とはならず1本の吸収線では分子を特定できないが，テラヘルツスペクトルは分子全体あるいは分子間振動に対応しているので1本の吸収線からでもその分子を特定できる。その1本の吸収線に合わせた単色テラヘルツ波のイメージ像はその分子の空間分布となり，容易に無標識分子イメージングが実現できる。また，特にテラヘルツ帯域のスペクトルは分子構造に敏感なために結晶多形や疑似結晶多形，非晶質多形の識別にも有効である[1]。さらに，不純物がわずかに含有される場合に，吸収ピークの周波数シフトとして明瞭に観測できるので，不純物の定量・定性分析への応用が期待されている[2]。

テラヘルツ（遠赤外）領域から近赤外領域にわたる電磁波が検出する分子振動を図4.1に示す。中赤外領域では分子の局所モード（基準振動）を，近赤外領域では分子の基準振動のうち振動の非調和性の高い官能基，例えば，C-H，N-H，O-Hなどの振動の結合音ならびに倍音を検出する。一方，テラヘルツ（遠赤外）領域では，主に，分子の骨格振動，分子内振動，分子間振動あるいは結晶格子（フォノン）振動を検出すると理解されている。この中でファンデルワールス結合などの静電的な弱い相互作用は，水素結合より低い波数（周波数）領域に観察されるとされている。

テラヘルツ（遠赤外）領域では，フォノン振動を検知することが特徴の1つで，ガラスやCaF_2などの無機化合物を除き，一般に非晶質の有機化合物に対して吸収は観察されない。このため，結晶多形や擬似結晶多形など，"結晶性"に関連する情報を捉えることが得意で，結晶構造の変化を鋭敏に捉えることができる。著者らの経験では，結晶構造の解析に活用される粉末X線回折パターンにおいてほとんど変化が認められない場合でも，テラヘルツスペクトルでは違いが明瞭に認められる事例があり，中赤外，近赤外およびラマンスペクトルを用いた横断的な分子振動解析の結果，ある官能基部分にわずかな変化が観察された。

テラヘルツ（遠赤外）分光法では，一般に中赤外，近赤外分光法ならびにラマン分光法

第4章
遠赤外/テラヘルツスペクトル測定法

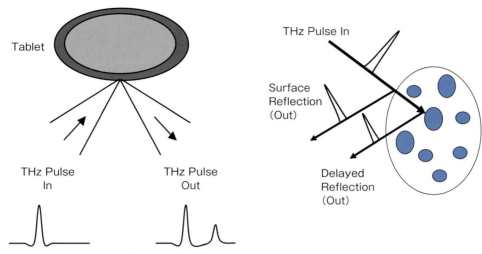

図4.2　時間領域テラヘルツ分光法による層解析およびエコー解析

(基準振動を対象)で得られるような，官能基などの分子の化学構造に結びつく情報を得ることは難しい。現在までに，フォノン振動を含む振動モード解析(帰属)が量子化学計算などに基づき進められており，いくつかの化合物において分子間相互作用やフォノン振動に関する帰属結果が示されている。しかしながら，これらのフォノン振動モードの解析結果を，製薬分野においてどのように活用したらよいのかという点については，まだ多くの検討の余地が残されている。

　現在，テラヘルツ(遠赤外)分光法の標準化研究を進めており，その一環として，スペクトルデータベースの作成を行っている(https://www.rie.shizuoka.ac.jp/~thz/database/)。このデータベースは，国立研究開発法人 日本医療研究開発機構(AMED)医薬品等規制調和・評価研究事業(JP19mk0101105)の補助を受けて行っている。主に原薬などの定性的評価手法の開発において参照可能な標準的スペクトルとしての役割を担うことを目指しており，将来，規格試験としてテラヘルツ(遠赤外)分光法が活用されるときには，適切なスペクトルを設定することに寄与することを期待している。

　テラヘルツ(遠赤外)領域の電磁波の特性として，ある種のプラスチックや医薬品に用いられるほとんどの有機化合物などの多くの材料に対して半透過的であることが挙げられる。このため，医薬品，化学工業分野における製造工程管理ツールとして非破壊測定への適用が期待されている。ただし，医薬品の錠剤を非破壊的に透過測定する場合では，分析種にもよるが，概ね1.5 THzより低周波数側でテラヘルツ波は錠剤を透過する傾向を示す。

　またフェムト秒レベルの超短パルス波を用いた時間領域分光法(Time Domain Spectroscopy：TDS)では，時間分解計測の利点を活かしたコーティング錠の膜厚測定や錠剤内部の構成成分の圧密度の傾向を調べることができる(図4.2)。これは有機材料への高浸透性と時間分解から得られる物理的情報を用いたものであるが，コーティングなどの品質評価やコーティング工程管理への適用においては有用な情報をもたらす。

1.2 原理，装置構成

　装置全体の構成については一般的な表現として「光源」，「試料室」，「検出器」となるが，「光源部」は分光計測に関わるテラヘルツ/遠赤外光照射部としての意味をもちさまざまな形態が存在する。

　テラヘルツ/遠赤外光源として，高圧水銀ランプ（遠赤外分光）やレーザーなどが用いられることが多い。そのほかには，ジャイロトロンやシンクロトロン放射などがある。高圧水銀ランプを光源とする場合には，ビームスプリッターの選択にもよるが，中赤外領域から連続した広範囲な分光情報の取得が可能である。ただし，高圧水銀ランプは規制により利用できなくなるため，新たな光源や測定方法の検討がなされている。一方，レーザーを光源とする場合には，レーザーおよび半導体素子の種類により得られる帯域が異なることがあるので，分光計測を行う場合には注意を要する。発振原理・検出方法の違いにより，大きくテラヘルツ時間領域分光法（Terahertz Time Domain Spectroscopy, テラヘルツ-TDS），および単色テラヘルツ分光測定法として，テラヘルツ連続波分光法（Continuous Wave Terahertz Spectroscopy, CW Terahertz Spectroscopy）とナノ秒パルス方式のテラヘルツ分光法に分けることができる。

　テラヘルツ-TDS では，フェムト秒レーザーを用いた高速光スイッチによるテラヘルツパルスを利用したテラヘルツ時間領域分光法[3]が世界的に広く用いられている。超短パルスによるテラヘルツ波の時間応答（テラヘルツ波形）を記録し，そのフーリエ変換スペクトルを得る。試料に固有の複素屈折率から，試料に特徴的なフーリエ変換スペクトルが得られる。また，層をもつ試料などでは，各層のインターフェースからの反射パルス波を検知することで，層の厚みの算出，エコー解析による圧密度の変化の解析ならびに異物の検出も行うことができる[4]。例えば，同薬効医薬品において，処方の違い，製造工程の違いに起因したコーティング層の厚みの違いや構成成分の圧密度の違いを時間分解波形（電場記録）により解析する（**図 4.3**）．さらにはその解析結果を用いた分布特性を評価する（イメージング）こともできる。テラヘルツ-TDS で得られた時間分解波形（図 4.3）では，横軸は Time Delay（時間遅延）（単位は時間を距離に変換している）で，錠剤コーティング層の表面にパルス波が当たり反射したときのシグナルを示している。このとき，このシグナルとコーティング層内部に浸透したテラヘルツ波がコア錠の表面に当たって反射したシグナル（インターフェースにおける反射）までの時間の差（時間遅延）を距離に換算することでコーティング層の厚みを計測することが可能となる。このように得た時間遅延（距離）を基に可視化したイメージ図を**図 4.4** に示す。図の左側がコーティング層の厚みの分布，右側が厚みのヒストグラムを示している。同薬効の異なる 2 種類の市場流通医薬品から得たコーティング層の厚みの分布を比較すると，上側の錠剤はコーティング層が 105〜125 μm の狭い範囲で分布していることがわかる。ヒストグラムはほぼ正規分布を示しており，このことから，上側に示した錠剤のコーティングは比較的均質に分布していることが確認できる。一方で，下側の錠剤は，40 μm 以下〜160 μm 超の広い範囲で分布していることがわかるが，ヒストグラムからは，35〜75 μm と 120〜150 μm の二峰を示すことが明らかとなった。つまり，コーティング層が厚い層を形成する部分と薄い層を形成する部分が存在することがテラヘルツ-TDS を

第 4 章
遠赤外/テラヘルツスペクトル測定法

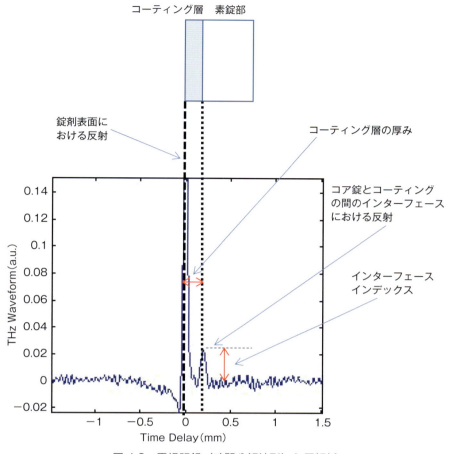

図 4.3　電場記録（時間分解波形）と層解析

用いたイメージング技術によって解析することができた。なお，フェムト秒レーザーを用いた時間分解能からは理論的に 35 μm 以下の厚みを計測することは困難である。

　またテラヘルツ波の浸透，反射における時間応答を経時的に測定することによってコーティング層の形成過程をモニターすることも可能である（**図 4.5**）。この図で示したコーティングの厚みの経時変化はオフラインで計測したものであるが，コーティング開始後，30 分で錠剤の刻印周辺で層が形成され始め，経時的にコーティング層が厚みを増している過程を可視化イメージで確認することが可能である。このモデル実験では，コーティング開始後 60 分以降でほぼ目的とするコーティング層の厚みを達成することができ，また厚みの分布も均質であり良好なコーティング品質を達成していることが確認できた。コーティング工程における皮膜の厚みの経時変化を**図 4.6** に示す。コーティング開始後 20 分以降で時間分解の検出限界以上となり，皮膜の厚みが計測可能であることがわかる。コーティング開始後 50 分以降で皮膜の厚みの増加はほぼ一定になりつつあり，コーティング工程終了時の 65 分にかけて皮膜の厚みのばらつきが小さくなっていることが明らかとなった。

　一方，CW Terahertz Spectroscopy の場合では，時間分解測定はできないものの，テラヘ

115

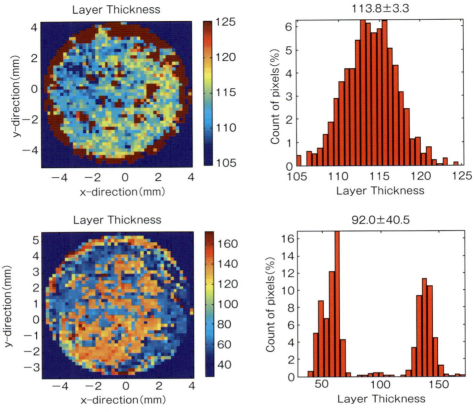

図 4.4　市場流通医薬品におけるコーティング層の膜厚分布の比較

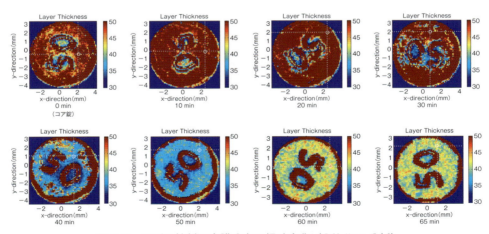

図 4.5　モデル錠剤の皮膜分布の経時変化（Off-line 分析）

ルツ-TDS と比べて周波数分解能を高くすることができる．また差周波法などにより広帯域での測定が可能である．ここでは，著者らが構築した単色連続波テラヘルツ光源とこの光源を利用したテラヘルツ分光スペクトル測定装置を紹介する．光源の原理は，差周波発生法

第 4 章
遠赤外/テラヘルツスペクトル測定法

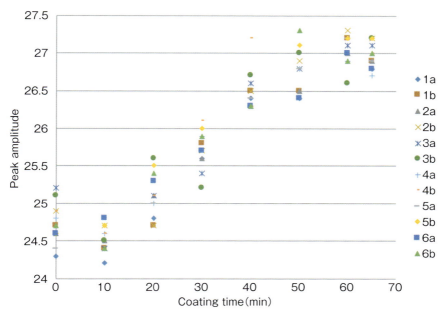

図 4.6　錠剤面の複数点から得た THz 反射強度の経時変化
〔6 錠の表面（a）と裏面（b）の THz 反射強度を計測〕

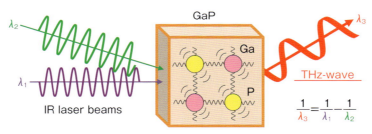

図 4.7　GaP 結晶中で角度位相整合を用いた差周波発生法によるテラヘルツ波発生の原理

（Difference Frequency Generation, DFG）と呼ばれ，2 つの赤外光を非線形光学結晶に入射して，その差のビート周波数で結晶のフォノン振動を誘起し，コヒーレント単色テラヘルツ波を発生させるものである。発生するテラヘルツ波の周波数精度は 2 つの赤外光の相対的周波数精度で保証することができるので，比較的容易に高精度化することができる。われわれはこのための結晶として，独自に開発した半導体 GaP（ガリウムリン）結晶を採用しているが，そのままでは赤外光とテラヘルツ波は周波数でおよそ 2 桁の差があるので結晶の屈折率の周波数分散のために位相が揃わず，テラヘルツ波を発生させることはできない。そこで，実際には**図 4.7** に示すように 2 つの励起光に角度をつけて入射する角度位相整合法を採用しており，結晶中でのテラヘルツ定在波は斜め方向に立つため，出力テラヘルツ波は励起光と異なる方向に出射される。テラヘルツ波が高強度励起光と分離されることは，この手法のメリットの 1 つである。GaP 結晶が励起赤外光やテラヘルツ波に対して高い透過率を

117

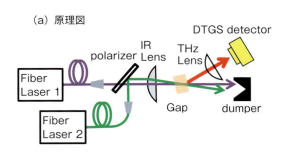
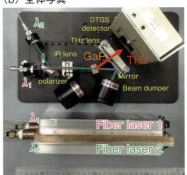

図 4.8　ファイバレーザーによる単色テラヘルツ光源

　もっていることから高強度広帯域テラヘルツ発生が実現できており，世界的にもユニークな存在である。

　テラヘルツ光源の具体的実現例として，**図 4.8** にファイバーレーザーを励起光とするテラヘルツ単色光源を示す（a 原理図と b 全体写真）。励起レーザーは規格波長 1064 nm と 1053 nm の加工用高強度ファイバレーザーを用いており，直流電源をつなぐだけで動作する。差周波として発生するテラヘルツ波周波数は 2.7 THz 程度で，約 1 μW の出力が得られるので，検出器は室温動作で小型・簡便・安価な焦電型の DTGS (Deuterated triglycine sulfate) 検出器を利用することができる。励起レーザーの消費電力は約 200 W で 24 時間 365 日の連続使用が可能である。テラヘルツ周波数は基本的には固定であり，周波数を変更するにはファイバレーザーを交換する。装置全体が 30 cm 角のサイズで収まるターンキーシステムであり，工場の製造ラインなどでの実用が想定されている。今後，光学設計の最適化により一層の高強度化が見込まれ，さらなる小型化・低コスト化が進む見込みである。このような単色テラヘルツ光源の使い道としてテラヘルツ分光イメージングがある。

　テオフィリン無水物（Theophylline anhydrous, TPAH, $C_7H_8N_4O_2$）とテオフィリン一水和物（Theophylline monohydrate, TPMH, $C_7H_8N_4O_2 \cdot H_2O$）の室温でのテラヘルツ吸光度スペクトルを**図 4.9** に示す。多くの結晶性の物質は，このようにそれぞれの分子と結晶構造に固有のテラヘルツ吸収スペクトルをもつので，医薬品の検知・識別・定量等の分析に利用することができる。TPAH と TPMH の 2 つのスペクトルは明瞭に差が見られる。TPAH と TPMH の分子構造式上の違いは水分子 1 個の有無であるが，実際には全く異なる結晶構造となっているので，構造敏感な THz スペクトルが一致しないことは極めて自然なことである。1.6 THz 付近の吸収は一見共通しているように見えるが，40 GHz 程度の周波数差があり，全く別の振動に基づくものである。ここで TPAH と TPMH で吸収の差が特に大きくなるのは例えば 2.73 THz（図 4.9 矢印部分）であるので，この周波数のテラヘルツ波を用いれば TPMH の空間分布を容易に求めることができる。市販医薬品としてのテオフィリンは TPAH として提供されるが，水溶液から再結晶する場合，初めに TPMH を得た後に乾燥によって TPAH となる。この様子をテラヘルツイメージング測定するために，TPMH 10

第4章
遠赤外/テラヘルツスペクトル測定法

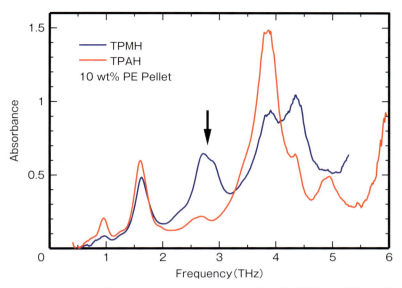

図4.9 テオフィリン無水物（TPAH）と一水和物（TPMH）のTHz分光吸収スペクトル

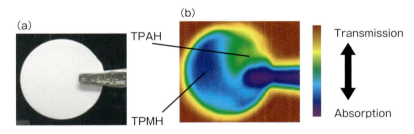

図4.10 テオフィリン一水和物10 wt%含有ポリエチレンペレットの実写真像（a）と2.73 THz単色テラヘルツ波による分光イメージング像（b）

wt%を含むポリエチレンペレット（φ20 mm）を準備し，この右端をメタルクリップで支え，ここを80℃に加熱した。単色テラヘルツイメージング像は，固定されたテラヘルツ波に対して試料をX-Y方向に移動させるラスタースキャンによって得た。**図4.10**はこの試料を加熱して1時間後の実写真と2.73 THzで分光イメージングしたものである。実写真では全く変化が見られないが，単色周波数分光イメージングで結晶形転移の様子を大きなコントラストで観測できることがわかる。より高強度な光源を用いることで，テラヘルツカメラを利用してリアルタイム画像を得ることもできるようになる。

連続波を利用することの大きなメリットとして周波数精度の向上がある。筆者らはGaP結晶に入射する励起光源として半導体レーザーを用いることで，最大0.1〜7.5 THzの広い周波数範囲でのテラヘルツ波の発生を確認し，最高周波数精度3 MHz（0.000003 THz）以下を実現した[5,6]。テラヘルツ分光吸収スペクトル測定装置は**図4.11**に示すような装置構成である。特に1つの周波数計を周波数基準として2つの赤外光の周波数を計測・フィード

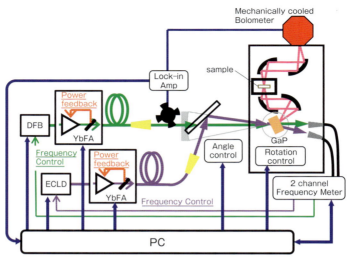

図 4.11 GaP THz レーザー分光吸収スペクトル測定装置

バック制御すると，テラヘルツ波の絶対精度を周波数計の相対精度で保証できることから簡便・安価に精度を高めることができ，同時に周波数の長期安定性も格段に向上した。検出器には機械式冷凍機で冷却したボロメータを利用し，周波数帯域 0.6〜6.0 THz で SN 比の高い測定が可能である。このように 1 桁以上の広い周波数帯域を約 6 桁の高い精度で一気に掃引できる光源は赤外線や可視光の帯域にもないものであり，この装置はテラヘルツレーザー分光測定装置と呼べる。光源も検出器も 24 時間連続稼働を前提に制作されており，装置構築以来，光学系の再アライメントを一切必要とせず，メンテナンスフリーで約 5 年間ほぼノンストップで測定を続けている。

このような高分解能測定の対象として，一般的には気体試料の測定が考えられる。テラヘルツ帯域には気体分子の回転準位が強い吸収として多数存在するが，このスペクトルは大気圧でも線幅が狭く，減圧にするとさらにシャープな吸収となるので，大気中の有毒ガス検出や真空チャンバ中での高感度ガス分析が可能となる。逆に，通常の測定時には大気中の水蒸気分子による多数の吸収線の存在が邪魔になるので，分光測定装置中のテラヘルツ光路全体を露点 −60℃ 以下の乾燥空気でパージしている。

固体試料を対象とする場合には分子振動や格子振動による吸収スペクトルが検出されるが，常温では熱による擾乱が存在するために線幅は一般的に数 GHz〜数 THz 程度となるので，高精度分光吸収スペクトル測定装置を適用する意味がない。しかし，試料を低温にすることにより狭線幅となり，中には数 GHz 以下となるものもある。単純には結晶の品質が線幅に影響するので，結晶性の良否を評価することもできる。テラヘルツレーザー分光測定装置には試料冷却のために冷凍機付きのクライオスタットが標準装備されており，4〜400 K の範囲で任意の温度に制御できる。

テラヘルツ分光法では，一般に測定可能な周波数範囲が狭く，発振原理などの違いによって測定範囲が影響を受けることがある。筆者の経験では，測定周波数の上側が 5 THz 程度

第4章
遠赤外/テラヘルツスペクトル測定法

の分光器が多いようである。最近では，7 THz まで測定できる分光器もあるが，波数に換算すると約 230 cm^{-1} である。測定範囲の両端における強度の低下を考慮すると，実効的な測定範囲は狭まることもある。一方で，遠赤外分光法では，中赤外領域から連続的にスペクトルを得ることができる。これらのことから，赤外分光測定装置を用いて遠赤外における広範囲のスペクトルを取得し，低波数側の吸収を主に活用したい場合にテラヘルツ分光測定装置を用いて高感度にスペクトルを得るなどの使い方もある。

1.3 テラヘルツ/遠赤外領域のスペクトルに観察される振動モード

低波数領域では，主に，分子全体にまたがって運動するような振動モードの吸収，分子内および分子間振動，フォノン振動などを検出できるが，スペクトルチャートに観察されるピークがどのような振動に由来するのか特定（帰属）することは容易ではない。

例えば，中分子，高分子医薬品，タンパク質などの生体関連物質の場合，分子を構成する原子の数が多く質量が大きい，あるいは振動子モデルでいうバネ定数が小さい振動モードが存在するため，通常の分子振動と比べて低振動領域に共鳴を示すことが多い。このことは，大きな分子の振動モードはテラヘルツ/遠赤外領域に多く観察されることを示唆している。タンパク質などの生体関連物質は，水素結合やファンデルワールス力など，比較的弱い分子間（内）相互作用により，固有の立体構造を形成し，あるいは変化させることで，特徴的な機能を発現しているが，その相互作用はテラヘルツ/遠赤外領域に強く関連している。このことから，タンパク質などの生体関連物質の機能の解明などにテラヘルツ波が有用な情報を与えるものと期待されている。

例えば，O-H…H，N-H…H などの分子間相互作用に関する情報は，中赤外スペクトルのピークシフトからも判断することは可能であるが，テラヘルツ/遠赤外スペクトルの特徴は，相互作用に由来するピークが出現または消失することが，中赤外スペクトルと異なっている。

1.4 医薬品分子のテラヘルツ分光吸収スペクトル

テラヘルツ吸収スペクトルの典型的な例として，殺菌剤・防腐剤として用いられる化合物の一種であるブロノポール（Bronopol, $C_3H_6BrNO_4$）の温度依存的なテラヘルツ吸光度スペクトルの変化を **図 4.12** に示す。測定試料は市販試薬粉末をポリエチレン粉末で 10 wt% に希釈して圧粉成形し，厚さ約 1 mm のペレット状にした。試料ホルダーであるクライオスタットにセットすれば，ほぼ1日で自動的に図のような温度依存性スペクトルが得られる。一見してわかるように，一般的には低温にすることで吸収線の線幅が狭くなって近接して存在する吸収線が分離されてその存在が明瞭となると共に，それぞれ高周波数にシフトする。この周波数シフトは原子間距離が小さくなる熱収縮に対応して，結合のポテンシャルエネルギーが高くなることに起因すると考えられる。分子振動の帰属解明のために量子化学計算と比較照合する場合では，計算は絶対零度の結果を示すために低温スペクトルが必要となるとともに，室温スペクトルの帰属には温度依存性が重要となる[7,8]。また，結晶性評価を目的とする場合には熱擾乱の少ない低温とすることが必須である。

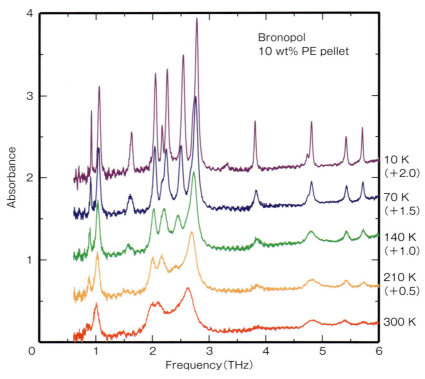

図 4.12　ブロノポールの THz 分光吸収スペクトル温度依存性

　テラヘルツ周波数帯域の吸収スペクトルは赤外線帯域に比べるとスペクトルデータの集積が遅れていることに加え，ほとんどの吸収線が分子振動に帰属されておらず，実用化を進めるためには帰属解明が求められる。筆者らは医薬品のスペクトルデータベース構築と共に医薬品分子の単結晶成長と分光吸収スペクトルの結晶異方性を手掛かりに量子化学計算の支援を得ながら分子振動帰属解明に取り組んでいる[6]。

1.5　テラヘルツ分光法による造粒物の測定

　テラヘルツ分光法に限らず，一般に分光計測を行う場合には散乱現象によるスペクトルへの影響を減じるために試料をすり混ぜて粒子径を小さくすることが多い。分光計測では一般的な前準備ではあるが，製薬分野において PAT ツールとして分光法に期待される目的の1つは in situ 分析で要求されるような非破壊・非接触計測であり，特に工程管理分析技術として分光法の導入を検討する場合には試料の前処理は歓迎されないことが多い。この点については，すでに導入が実用化している近赤外（NIR）分光法においても同様であり，日本薬局方 参考情報「近赤外吸収スペクトル測定法」で試料の前処理について記述がある。しかしながら，工程管理ツールとしてインラインで用いる場合には，特段の前処理は行わずに直接的に造粒物を計測することがほとんどであると思われる。例えば，粒径の違いで NIR 波形のベースラインがシフトすることが知られているが，試料をそのまま計測することでこの現象を利用した粒子径のモニタリングを行うことが可能である。もしスペクトル解析により

122

第 4 章
遠赤外/テラヘルツスペクトル測定法

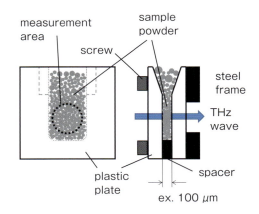

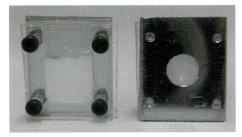

図 4.13　造粒物の非破壊計測のために開発した治具（セル）

化学情報を得ようとするのであれば，やはり試料の粒子径による散乱の影響を調べ，適切なスペクトル計測が達成できていることを事前に確認することが望ましい。

　テラヘルツ分光法による造粒物のスペクトル計測では，その波長から最大粒子径は 100 μm 程度と考えて，その粒子径以下の造粒物を対象とした。テラヘルツスペクトル計測では，医薬品として用いられる多くの化合物でテラヘルツ波に対する吸光係数は大きいため，通常，テラヘルツ波領域に透過性が高いポリエチレンを希釈剤として用いて適切な濃度への調整が必要となることが多い。しかしながら，造粒物に外力を加えることなく計測を行う必要があること，特に擬似結晶多形転移の観察を目的としたスペクトル計測であることから，ポリエチレン板を用いた造粒物の非破壊計測用の治具を作成した[9]。

　作成した治具の概略図を**図 4.13** に示す。本治具は 2 枚の板を約 100 μm のスペースを設けてサンドイッチ様にしたもので，開口部分から造粒物をスペース内に流し込めるように設計した。開口部分に載せた造粒物に弱い振動を与えることでスペース内に誘導し，テラヘルツ波が透過する全領域に造粒物が充填されるまで作業を繰り返した。造粒物を充填した治具を試料室のホルダーに設置して透過計測を行った。

　モデル造粒物は，主薬成分としてテオフィリンを用い，ヒドロキシプロピルセルロース（HPC）を結合剤として用いた。本研究では，テオフィリンの擬似結晶多形転移に結合剤が及ぼす影響を調べるため，その他の添加剤は加えずに造粒操作を行った。

　テオフィリン無水物に HPC を加えて高速撹拌操作により製した混合粉末またはテオフィ

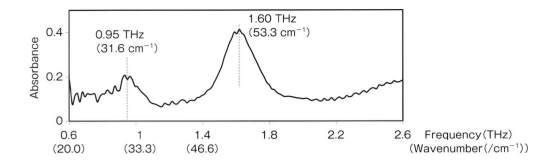

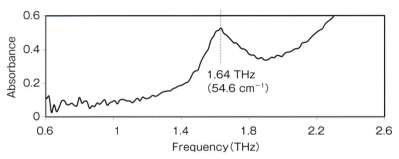

図 4.14　テオフィリン無水物と HPC の混合物（上図）ならびに湿式造粒物（下図）から得たテラヘルツスペクトル

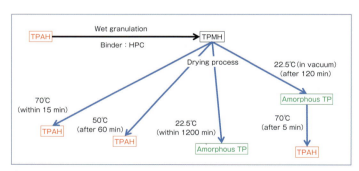

図 4.15　湿式造粒および乾燥過程におけるテオフィリンの擬似結晶多形転移
（TPAH：テオフィリン無水物，TPMH：テオフィリン一水和物）

リン無水物と HPC の混合物に水を加えて湿式高速撹拌操作により製した造粒物（未乾燥）を充填した冶具から得たテラヘルツスペクトルを**図 4.14**に示す。テオフィリン無水物と HPC の混合粉末から得たテラヘルツスペクトルは無水物の純物質から得たテラヘルツスペクトルと同じ波形を示し，造粒物から得たスペクトルは水和物の純物質から得たテラヘルツスペクトルと同じ波形を示した。このことからテオフィリンは水和物として存在していることがわかる。この例で示したように，HPC は乾燥状態あるいは濡れた状態のいずれの状態

でもテラヘルツスペクトルに特徴的な吸収パターンをもたず，テオフィリンのスペクトルに影響を及ぼしていないことが確認できる。

　水分あるいは温度がテオフィリンに与える擬似結晶多形転移現象のスキームを**図4.15**に示す。医薬品として用いる原薬は，通常，無水物が用いられるが，高湿度の環境下にさらされることで水和することが知られている。水和物に転移すると水への溶解性が低下して溶出性が悪くなるため，テオフィリンの水和物へ転移は，テオフィリンを含有する錠剤の品質上問題となることがある。このように擬似結晶多形現象を容易に起こすテオフィリンは擬似結晶形転移現象のモデル実験を行うのに適した化合物の1つとして挙げられる。

1.6　テオフィリンの擬似結晶多形転移現象の経時モニタリング

　冶具に充填した湿式造粒物を70℃の環境下に置いた時のテラヘルツスペクトルの経時変化を**図4.16**に示す。湿式造粒物を70℃で乾燥すると15分以内に無水物に転移していることを確認することができる。一方，室温（22.5℃）の場合では，一水和物の状態で120分まで維持されていたが，その後1200分後には一水和物で観察される1.64 THz付近の吸収が1.60 THzにシフトし，無水物で観察される0.95 THz付近の吸収は観察されておらず，放置後1200分後においても無水物への転移が完了していない可能性が示唆される結果を得た（**図4.17**）。一方，室温で減圧乾燥する場合には，1.64 THz付近の吸収強度が徐々に減少し，60分後にはほぼ当該吸収は消失した（**図4.18**）。このことはテオフィリンが非晶質化したことを意味している。このように擬似結晶多形の転移が起こるとテラヘルツ吸収の変化として鋭敏に検出することができる。

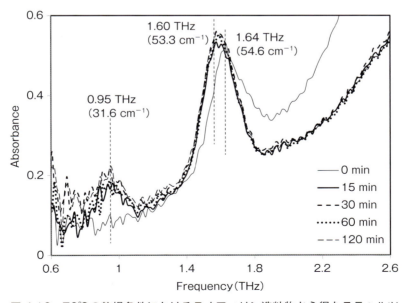

図4.16　70℃の乾燥条件におけるテオフィリン造粒物から得たテラヘルツスペクトルの経時変化

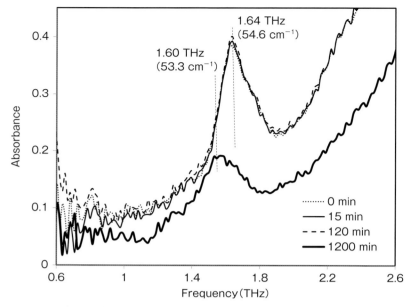

図 4.17　室温環境におけるテオフィリン造粒物から得たテラヘルツスペクトルの経時変化

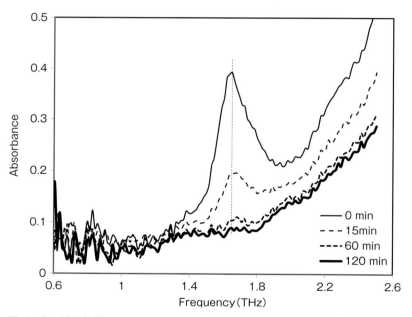

図 4.18　減圧乾燥下におけるテオフィリン造粒物から得たテラヘルツスペクトルの経時変化

1.7 微量不純物の検出

通常，テラヘルツ分光スペクトル測定の医薬品分野での応用としては，主成分のように多量に存在する対象を分析・評価・定量することと考えられている。もちろんそのような応用も可能であるが，ここではテラヘルツスペクトルの結晶構造敏感性を利用した微量混入不純物の検出・定量の例を示す[2]。

アスパラギン一水和物（L-asparagine monohydrate $C_4H_8N_2O_3・H_2O$）の 10 K でのテラヘルツ分光吸収スペクトルを**図 4.19** に示す。低温でのスペクトルとしたためにシャープな吸収線が分離されているが，それでも 2.7 THz 以上の吸収線は密集しているためにそれぞれ分離できていない。そこで，独立して存在することでその吸収周波数を正確に評価できる 1.71 THz（ピーク 1），2.44 THz（ピーク 2），2.61 THz（ピーク 3）の 3 つの吸収について評価する。故意に不純物を混入させる方法としては，アスパラギン水溶液中にアスパラギンによく似た分子式をもつアスパラギン酸（L-aspartic acid $C_4H_7NO_4$）を定量的に混入させて再結晶させた。

不純物の量に依存して吸収周波数の値が変化する様子が確認できたが，最も感度高く変化が確認できたのはピーク 2 であった。この様子を**図 4.20** に示す。アスパラギン一水和物結晶の構造が転移しない範囲として，12.5% 以下の範囲で調べている。図中には横軸をアスパラギン酸の水溶液中での含有量，縦軸を中心周波数としてプロットした図を挿入している。この範囲では不純物量と中心周波数がほぼ比例しており，4.51 GHz/% の感度が得られており，実際に 500 ppm を検出している。分光測定装置の最高精度は 3 MHz であるので 0.001%（＝10 ppm）程度の検出限界と見積もることができるが，実際には温度安定性の限界や吸収線幅が GHz オーダーであるために 50 ppm 程度が現状の検出限界となる。よりシャープな吸収線が得られる対象物質があれば，良好な検出限界が達成できるであろう。

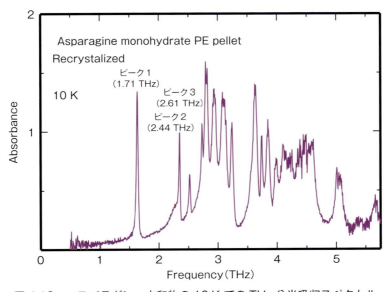

図 4.19　アスパラギン一水和物の 10 K での THz 分光吸収スペクトル

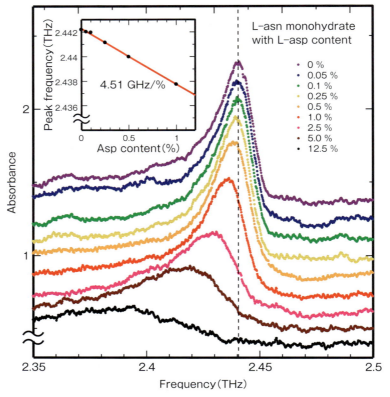

図 4.20　周波数シフトによる不純物定量

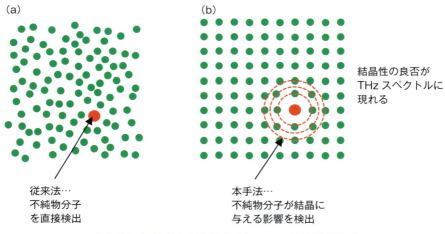

図 4.21　周波数シフトによる微量不純物検出の原理

　このような高い検出感度が得られる理由は，従来法では**図 4.21**aに示すように不純物分子を直接検出しようとしているのに対し，テラヘルツ分光測定は分子そのものというよりも分子が構成している結晶の結晶性が吸収スペクトルとして現れるので，混入不純物を検出する際に不純物分子を直接検出するのではなく，図 4.21bに示すように不純物分子が母結晶に

与える影響として検出すると考えられる。

本手法の検出限界と見積もられた 50 ppm は不純物検出に一般的に用いられている液体クロマトグラフィ（LC）法の検出限界には及ばないものの，LC 法が苦手とする"類似化学種"や"近接分子量"の分子について定量が可能という重要な特徴を持っている。実際の医薬品中不純物で多いのは，医薬品有効成分（API）の原材料，副生成物，中間体，分解生成物などであり，これらはまさに API に対して類似化学種，近接分子量の分子となる。つまり，LC 法が苦手とする対象を補完して測定する新しい微量不純物計測法として期待できる。

1.8 中分子医薬品への適用

筆者らは，分子量が 400 を超えるような中分子量分子結晶で，小分子結晶よりもむしろシャープな吸収線が多数観測できることを見出した。今までに確認している医薬品としては，α-シクロデキストリン六水和物（α-cyclodextrin hexahydrate, $C_{36}H_{60}O_{30}・6H_2O$, MW＝1080.94）[10]やアモキシシリン三水和物（amoxicillin trihydrate, $C_{16}H_{19}N_3O_5S・3H_2O$, MW＝419.45），アトルバスタチンカルシウム三水和物（atorvastatin calcium trihydrate, $C_{66}H_{68}CaF_2N_4O_{10}・3H_2O$, MW＝1209.41），プロブコール（probucol, $C_{31}H_{48}O_2S_2$, MW＝516.84），そして TMPyP〔α, β, γ, δ-tetrakis (1-methylpyridinium-4-yl) porphyrin p-toluenesulfonate, $C_{72}H_{66}N_8O_{12}S_4$, MW＝1363.6〕などがある[11]。このような分子量をもつ医薬品は中分子医薬品と呼ばれ，その分子の大きさゆえ細胞侵入などの選択性が高く，副作用の少ない医薬品として期待される。合成で大量生産可能なこれらの医薬品は，近年開発が活発化してきた次世代の新薬として今後一層のニーズが見込まれている。テラヘルツ分光スペクトルで観測できる吸収線の数は，基本的に分子を構成する原子数に比例するので，これら中分子医薬品では数多くの吸収線が観測できる。混入する不純物の種類によって反応する吸収線が異なるはずなので，将来的には不純物量だけでなく不純物種まで特定できると考えられる。この手法は医薬品製造時の混入不純物に対する新規的な定量・定性分析の提案であるが，実用には多くのデータ蓄積が必要になる。

2 遠赤外スペクトル測定法

波長 25 μm〜1 mm（波数：400 cm^{-1}〜10 cm^{-1}）は遠赤外領域と呼ばれ，以前は遠赤外分光法と呼ばれていたが，最近ではテラヘルツ分光法と区別されることなく，同種の分光法として注目を集めている。遠赤外領域で観測される赤外吸収スペクトルには，非常に微弱なエネルギー変化が現れる。そのため，分子固有の格子振動による構造変化やコンフォメーションの差，あるいは振動が低波数にしか現れないような重い原子間振動を含む物質の評価に有効である。遠赤外領域における赤外分光法は FTIR を用いた測定も可能である。これは FTIR の特長でもある測定波数帯域の拡張性の高さにより実現される。

2.1 FTIRによる遠赤外測定における留意点

　FTIRを用いて遠赤外領域を測定するにあたって，大気中の水蒸気の吸収の影響と光学素子の特性の違いに関する課題を解決する必要がある。

　遠赤外領域には広範にわたって水蒸気の強い赤外吸収が確認される。遠赤外領域の測定を高感度に実施するには，水蒸気の影響を取り除くため，FTIRの光路全体を窒素などでパージする方法もあるが，一般に真空排気が有効である。**図4.22**に遠赤外領域のシングルビームスペクトルを示す。大気環境下と真空対応時のシングルビームスペクトルを比較すると，大気環境下では顕著な水蒸気のバンドが真空対応時には全く確認できないことがわかる。

　また，近赤外領域，中赤外領域および遠赤外領域では，必要とされる光学素子の特性が大きく異なる。**表4.1**に各素子の対応波数表を示す。各々の素子によって，測定可能な波数

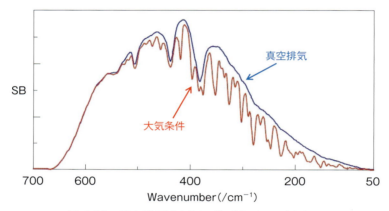

図4.22　遠赤外領域のシングルビームスペクトル

表4.1　各種素子の対応波数一覧

■第4章■
遠赤外/テラヘルツスペクトル測定法

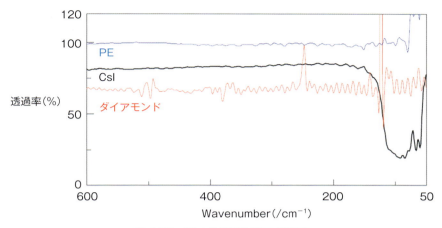

図 4.23 遠赤外透過材料の透過率

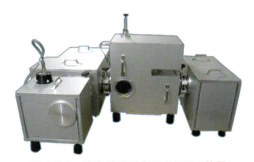

図 4.24 遠赤外計測専用の FTIR 装置

範囲が大きく異なることが確認できる。また，一部の遠赤外透過材料の透過率を**図 4.23**に示す。各々の透過材料によって用途が異なる。ポリエチレン（PE）の透過率が最も高く，粉末サンプルの保持やヌジョール法に用いられる。ヨウ化セシウム（CsI）は 120 cm^{-1} まで測定できるため錠剤法に使用される。ダイアモンドも遠赤外領域において一定の透過率を示し，ダイヤモンド板に試料を薄く塗ることで透過測定に使用される。なお，中赤外領域では赤外透過材料として知られる臭化カリウム（KBr）は，400 cm^{-1} 以下の波数域に吸収があるため遠赤外領域の測定には使用できない。

以上のように，FTIR の光路全体を真空排気して，適切な素子を用いることで，FTIR による遠赤外領域の測定が可能となる。なお，テラヘルツ領域専用の FTIR も存在する（**図 4.24**）[12]。

2.2 FTIR の測定事例
1）無機物の測定

例として，5 種類の無機物を測定した遠赤外吸収スペクトルを**図 4.25** に示す。使用したシステム構成は，光源として高輝度セラミック光源，ビームスプリッター（BS）として広

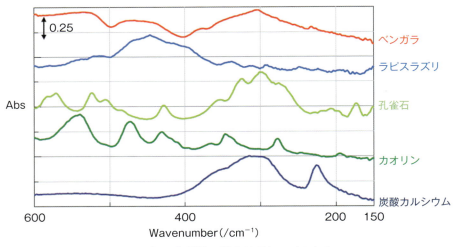

図 4.25　無機物の遠赤外吸収スペクトル

帯域マイラー，検出器として DLATGS（PE ウィンドウ）である。サンプルとして，顔料として用いられているベンガラ（赤色），ラピスラズリ（青色），孔雀石（緑色），カオリン（白色），炭酸カルシウム（白色）を使用した。それぞれのサンプルを乳鉢で粉砕し，ヌジョール法によって測定した。ヌジョール法は，中赤外領域では KBr 板に塗布することで測定するが，遠赤外領域では PE 板に塗布して測定する。また，ヌジョール法に用いる流動パラフィンは，中赤外領域において CH 基の吸収が現れる。しかしながら，遠赤外領域には吸収が現れないため，非常に有効な測定手段となる。

2）ポリマーの解析

ポリマー形態の解析として，ポリジメチルシラン（PDMS）とその重水素化物の遠赤外吸収スペクトルの測定を行った。PDMS とその重水素化合物の構造式を図 4.26 に示す。遠赤外領域の吸収スペクトルは，分子構造の変化，コンフォメーションの差，重い原子による分子の評価に有効である。PDMS は，導電性・光特性に特徴があるヘテロ原子を含む高分子化合物である。重い原子である Si を含有するため，遠赤外領域に吸収が現れる，遠赤外吸収スペクトルが重要となる物質である。図 4.27 に PDMS とその重水素化物を測定した遠赤外吸収スペクトルを示す。メチル基の水素が重水素に変わるにつれてピーク位置が低波数側にシフトしていくことがわかる。このように，重い原子を含む分子の構造解析にも遠赤外吸収スペクトルは有効な手段となる。

3）ATR 測定法を用いた液体の遠赤外測定

純水および塩を添加した水溶液 6 種類を，全反射（Attenuated Total Reflection：ATR）測定法により測定し，種々の電解質水溶液の水和とイオンの関係を検証した結果を紹介する。遠赤外領域は，液体中における生体分子の機能発現や構造変化の鍵を握っているとされる水素結合やファンデルワールス力，疎水性相互作用の吸収エネルギーに対応している。遠

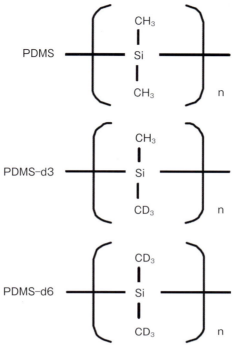

図 4.26 PDMS の重水素化物の構造式

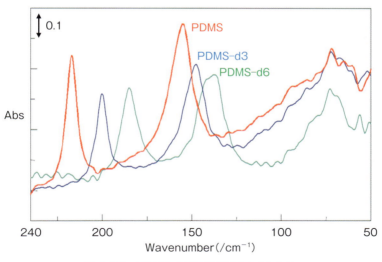

図 4.27 PDMS の遠赤外吸収スペクトル

赤外領域の測定には透過測定が広く用いられてきたが，遠赤外領域の吸収が大きい試料などの測定は困難であった。水溶液中の生体分子など液体の試料においても，溶媒の吸収の影響を避けるためにセルの厚さを $10\,\mu m$ 以下にして測定しなければならず，ゲル状物質や生肉といった生体試料を直接測定するのは容易ではない。一方で，ATR 測定法はプリズムと試

(a) ATR ユニット全体写真

(b) プリズムおよび液体セル

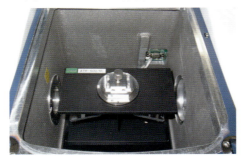
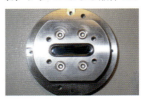

図 4.28　遠赤外用 ATR ユニット

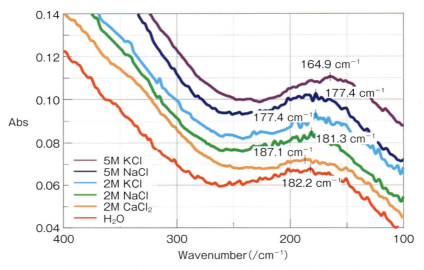

図 4.29　各水溶液の遠赤外吸収スペクトルとピーク位置

料を密着させた状態で，プリズム面で全反射する光が試料側にわずかにもぐりこむ現象を用いるものであり，液体やゲル状物質のように密着性の良い試料は，プリズム上に試料を置くだけで簡単に測定できる。遠赤外領域では，中赤外領域以上に水蒸気による影響が顕著に現れるため，水蒸気の影響を軽減するために干渉計や試料室を真空状態で測定することが極めて有効であるが，真空状態では試料室を減圧すると液体が揮発してしまうため，大気圧状態のように試料を標準タイプのプリズム上に載せての ATR 測定はできない。しかし，今回測定に使用した，液体注入部を密閉できる構造をもつ ATR ユニットを用いることで，試料室を減圧しても液体が揮発することなく，簡単に ATR 測定を行うことが可能となる（**図 4.28**）。

6 種の水溶液の $180\,cm^{-1}$ 近傍の ATR スペクトルを**図 4.29** に示す。$180\,cm^{-1}$ 近傍のバンドは水素結合に帰属されるバンドである。1 価の陽イオンはいずれも水より低波数側にシフトし，濃度とシフト幅に相関関係が認められる。さらに，イオン半径の大きい K^+ のほう

第4章
遠赤外/テラヘルツスペクトル測定法

表 4.2 各水溶液の測定結果概略

試料 （価数）	イオン半径 [nm]	濃度 [mol/L]	ピーク位置 [cm^{-1}]	シフト値 [cm^{-1}]
H$_2$O	—	—	182.2	—
CaCl$_2$aq （+2）	0.114	2.0	187.1	+4.9
NaClaq （+1）	0.116	2.0 5.0	181.3 177.4	−0.9 −4.8
KClaq （+1）	0.152	2.0 5.0	177.4 164.9	−4.8 −17.3

が Na$^+$ より大きく低波数側にシフトするという結果が得られた。一方，2価の陽イオンである Ca^{2+} を含む水溶液では1価の陽イオンの場合とは逆に，水よりも高波数側にピークがシフトする結果となった。以上の結果を**表 4.2** にまとめている。この結果は，イオン半径や電荷，さらには水溶液の活量によって水素結合の結合エネルギーが変化していることを示唆している。このように，遠赤外領域の ATR 測定は，水溶液中の水素結合や分子間力の解析，溶液中の分子の機能や構造変化の解析に有効な情報が得られる手法である。

4）広帯域測定システムを用いた炭酸塩の測定

炭酸塩の識別および結晶構造の判別を目的とし，中赤外領域から遠赤外領域，4000 cm^{-1} 〜100 cm^{-1} の赤外吸収スペクトルを測定した。一般的に，中赤外領域は分子の基準振動や回転に関する情報が得られ，遠赤外領域は重い原子間の伸縮振動や格子振動に関する情報が得られる。FTIR は光源，検出器，BS（ビームスプリッター），窓板の4つの素子を変更することで，中赤外領域，遠赤外領域に加えて近赤外領域までの赤外吸収スペクトルを1台のシステムで測定できる利点がある。すなわち，FTIR を利用することで，基準振動のみならず倍音，結合音，格子振動の情報を総合的に評価可能である。

炭酸バリウムと炭酸カルシウムを測定した赤外吸収スペクトルを**図 4.30** に示す。中赤外領域のスペクトルでは 1400 cm^{-1} 近傍に炭酸塩の典型的な吸収が確認できるが，炭酸バリウムと炭酸カルシウムの識別は困難である。一方，遠赤外領域のスペクトルでは異なる位置に吸収ピークが確認できるため，両者の違いを明確に識別できる。炭酸塩は定性分析において異物として含まれることが多く，異物を定性する上で今回使用したシステムが有効であることがわかる。次に，**図 4.31** に結晶構造の異なる2種類の炭酸カルシウムを測定した赤外吸収スペクトルを示す。結晶構造の違いについても，遠赤外領域のバンドが大きく異なることから判別できる。今回使用したシステムを用いることで，中赤外領域と遠赤外領域の赤外吸収スペクトルから，有機物の構造だけでなく，無機化合物や結晶構造に関わる情報も取得できる。

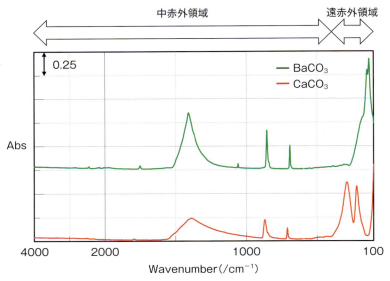

図 4.30　炭酸カルシウムと炭酸バリウムの赤外吸収スペクトル

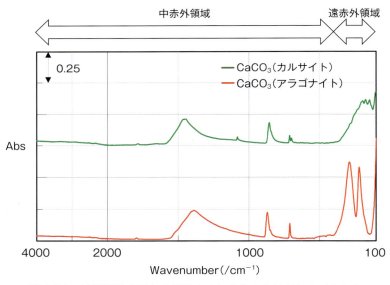

図 4.31　結晶構造の異なる炭酸カルシウムの赤外吸収スペクトル

3 減衰全反射（ATR）テラヘルツ分光法

　近年，テラヘルツ波の発生・検出技術の進歩やテラヘルツ波帯の光学部品の革新的な進展により，さまざまなテラヘルツ波分光装置が上市されている。

3.1 原理，装置構成

テラヘルツ-TDS は，ポンプ・プローブ法を利用し，それによってテラヘルツ波の電場を示す時間波形（以下，電場波形）を測定する[13]。得られた電場波形は，振幅と位相の両方の情報を有しており，その電場波形をフーリエ変換することによって，何らかの仮定なしに測定試料の複素屈折率，吸収係数，複素誘電率の周波数スペクトルを求めることができる。簡単にいえば，テラヘルツ-TDS 測定で得られた複素屈折率，吸収係数，複素誘電率などの物質の情報は，物質固有のものと解釈できる。

一方，ATR 分光法は，日本薬局方 一般試験法 赤外吸収スペクトル測定法〈2.25〉にも明記されている通り，赤外分光法で用いられてきた一般的な計測手法である。ATR 分光法の原理概念図を**図 4.32** に示す。まず，ATR 分光法では，「全反射プリズム」が必要となる。この全反射プリズムは，測定試料より屈折率の高い材料を用いて作製され，THz 帯では，テラヘルツ波の透過性が非常に高く，かつ医薬品（n＝1.3〜1.7）に比べて高屈折率（n_{si} ≒3.4）材料である高抵抗シリコンを用いるのが一般的である。次に原理であるが，全反射プリズム中に伝搬した光が"ある角度"以上でプリズム界面に入射した場合，すべての光がその界面で反射する。この現象を「全反射」と呼ぶ。先ほど，高屈折率の材料がプリズムに使用されると記したが，それは界面で全反射させるためである。この全反射時，反射とは反対側の界面に「エバネッセント光」と呼ばれる成分が染み出ている。そして，この界面がATR 分光法の「測定面」となる。この測定面に試料を置いた場合，試料とエバネッセント光が相互作用して光の反射率が変化し，この反射率の変化を読み取ることで，試料の光特性を評価することができる。

一般的に ATR 分光法は，吸収が強く，透過法では測定が困難な試料の測定に適しているといわれている。例えば，水の吸収は非常に大きく，0.5 mm と膜のように薄い水でも，テラヘルツ波はほとんど吸収され，確認できないほど減衰する。そのため，光吸収の一般的な測定法である透過法では，水を含んだものを測定することは非常に困難である。しかし，テラヘルツ-ATR 分光法では，吸収の強い水も問題なく測定でき，テラヘルツ帯における水の屈折率（**図 4.33** 青線），吸収係数（図 4.33 赤線）などの特性を得ることができる。このように，ATR 分光法は，吸収の強い試料も精度よく測定することを可能とする。

ATR 分光法は，測定したい試料を測定面に密着するだけで測定が可能という非常に簡便な計測法である。さらに，ペレット等を作製する必要がないため試料調製に必要な時間を短

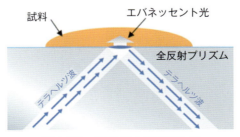

図 4.32　ATR 法の原理概念図

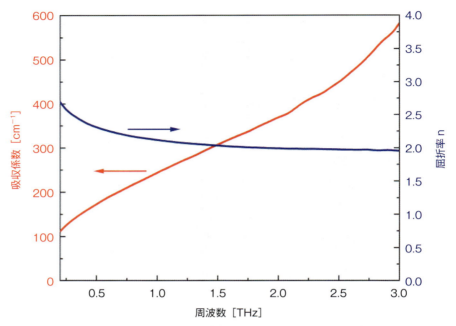

図 4.33　周波数と水の屈折率（青線）および吸収係数（赤線）の相関

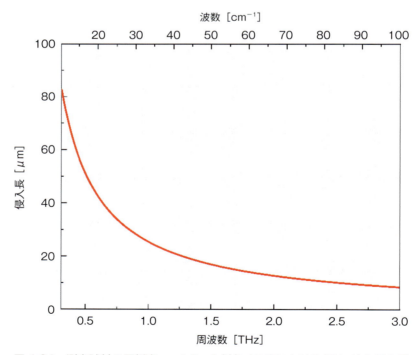

図 4.34　測定試料の屈折率 n＝1.5，入射角 45 度における THz 波の侵入長（浸み込み深さ）

縮でき、ペレット化のために賦形剤のような試料以外のものと混ぜる必要がなく、試料そのままを測定できるため、測定後に試料を回収することも可能である。

また、テラヘルツ-ATR分光法の大きな特徴として、エバネッセント光の侵入長（Penetration Depth : dp）が長いことが挙げられる。侵入長 dp は下記の式4.1[14]により求めることができる。

$$dp = \frac{\lambda}{2\pi n1\left(sin^2\theta - \left(\frac{n2}{n1}\right)^2\right)^{\frac{1}{2}}} \tag{式4.1}$$

n1：プリズムの屈折率, n2：測定試料の屈折率, θ：入射角, λ：入射光の波長

式中の λ は、入射光の波長を示し、侵入長 dp は、波長が長いほど長くなることを、式4.1は表している。測定試料の屈折率 n＝1.5、入射角45度に設定した際のテラヘルツ帯の侵入長を図4.34に示す。FTIRの測定領域で一番長い波長である25 μm（400 cm^{-1}）での侵入長、約2.1 μmと比較すると、テラヘルツ帯の侵入長は、数倍〜十数倍長い。侵入長が長いことによって、試料表面近傍だけではなく、より内部の情報を得ることが可能であり、さらにはピンポイントの測定ではなく、広い「場」として試料の変化・特性を評価できる。

3.2 ATRテラヘルツ分光法の適用例

1）水溶液の測定と溶液中の溶質の定量[15]

図4.35aに水（赤線），塩化ナトリウム水溶液（青線），スクロース水溶液（緑線）の各濃度でのテラヘルツ吸収スペクトルを示す。スクロースは粉末では複数の吸収ピークを有するが，水に溶けて水溶液になると吸収ピークは消失し，さらに各々の溶質の濃度を変化させても水に類似したブロードな吸収スペクトルしか示さない。このように、水溶液のテラヘルツ波計測では、溶質固有のピークが吸収スペクトルに反映されないため、水溶液中に何が溶けているかを判断することは難しいと考えられる。しかし，溶質の濃度変化に応じて，吸収

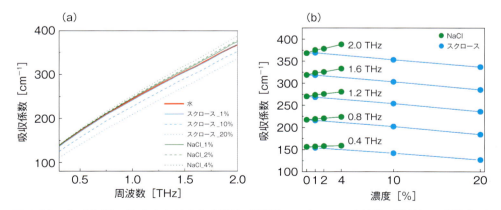

図4.35 水（赤線），塩化ナトリウム水溶液（青線），スクロース水溶液（緑線）の各濃度でのTHz吸収スペクトル（a）および塩化ナトリウム水溶液とスクロース水溶液の各測定周波数に対する吸収係数の濃度依存性（b）

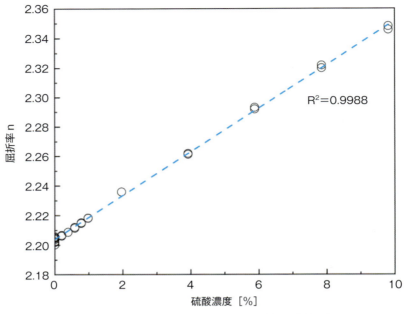

図 4.36　0.69 THz における硫酸の屈折率と濃度の相関

係数や屈折率が変化することを用いることによって，規定の物質がどの程度入っているか等の定量評価に適用できる．図 4.35b は，塩化ナトリウム水溶液とスクロース水溶液の各測定周波数に対する吸収係数の濃度依存性を示す．

　塩化ナトリウム水溶液での吸収係数の増大と，スクロース水溶液での吸収係数の減少が，溶質濃度を増加させた時にそれぞれ観測された．このように，溶質の濃度が変化することによって吸収係数もまた変化する．この変化を用いることで，溶質を定量することは可能である．

　屈折率もまた濃度に応じて変化するため，屈折率を使った溶質の定量も可能である．**図 4.36** は 0.69 THz における屈折率を用いた硫酸の定量例を示す．回帰分析により検量線を決定後，検量線と実データの差から標準偏差 σ を算出した．その標準偏差から検出限界 (3σ) を評価したところ，屈折率を用いた場合の硫酸の検出限界は 0.13% であることがわかった．一方，吸収係数を使った場合の検出限界は 0.21% であり，屈折率を用いた方が低濃度まで溶質を定量可能である．吸収係数と屈折率のどちらを採用するかは溶質により異なるが，吸収係数による変化が小さい試料でも，屈折率単体または，屈折率と吸収係数を合わせて溶質濃度を定量できる可能性があることはテラヘルツ波計測の利点といえる．

2) 結晶状態の評価

　粉末試料のテラヘルツ-ATR 分光測定の例として，市販の試薬として入手可能な L-ヒスチジン，その鏡像異性体 D-ヒスチジン，およびラセミ体 DL-ヒスチジンの 3 種類を購入時のまま測定して得られたテラヘルツスペクトルを**図 4.37** に示す．3 種類の試薬でそれぞれ

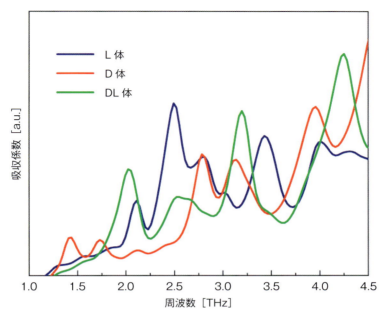

図 4.37　再結晶前の市販 D- および L-ヒスチジンおよび DL-ヒスチジンのテラヘルツスペクトル

異なる吸収スペクトルが得られた。D 体と L 体の違いに関して，本来，鏡像異性の違いは吸収スペクトルには反映されず，両者は同一のスペクトルとなるはずである。そこで，D 体の試料を水から再結晶した試料を再測定した結果，L 体と同様のスペクトルパターンを示した。すなわち，当初認められた L 体と D 体のスペクトルの違いは，ヒスチジンの製法の違いに由来する結晶構造の違いを反映したものであることが示唆された。一方，DL 体においても同様に再結晶を試みたが，スペクトルの変化はなく，L 体および再結晶前の D 体と異なるスペクトルとなった。この違いは，DL 体の試料において D 体と L 体が組み合わさるような，それぞれの光学活性体と異なる結晶構造をもつことに由来すると考えられ，テラヘルツ吸収スペクトルが結晶構造の違いを鋭敏に反映することを示している。

　テラヘルツ-ATR 分光法は粉末試料も簡便に測定でき，さらには，試料の結晶構造の違いを鋭敏に区別できることが示された。そのため，製法による結晶形の違いや水和物への転移の評価など結晶多形の評価に適した分析ツールになり得ると考えられる。

3）難水溶性医薬品の水中での結晶性評価　ニフェジピンの例[16]

　モデル医薬品として，難溶性薬物の血管拡張薬として，狭心症，高血圧症の治療に用いられるニフェジピンを使用し，ニフェジピンの結晶とアモルファスの割合を変化させた水懸濁液をテラヘルツ-ATR 分光法によって懸濁液のまま測定した。そして，結晶性の変化がテラヘルツ吸収スペクトルにどのように現れるかを評価した。測定試料であるニフェジピン水懸濁液は，ニフェジピンと poloxamer 188 を 1：1 の質量 ％ で混ぜたものを 40 mg/mL の濃度で水に懸濁して作製した。測定時は，作製した懸濁液をピペットで 100 μL を測りとり，

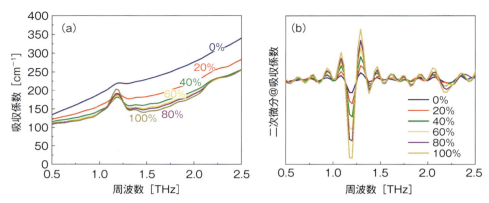

図 4.38 結晶ニフェジピンと非晶質ニフェジピンの割合を変化させた水懸濁液のテラヘルツスペクトル
a：原スペクトル，b：二次微分スペクトル

プリズム表面に直接滴下した。
　ニフェジピンの結晶と非晶の割合を変化させた水懸濁液のテラヘルツ吸収スペクトルを**図 4.38**a に示す。ニフェジピンの結晶は 1.2 THz に吸収ピークを有するため，結晶比率が増えるに従い，1.2 THz の吸収ピークが明確になっていく様子がわかる。この際，アモルファスは結晶構造をとらないため，吸収ピークをもたない。そのため，1.2 THz の変化を追うことで，結晶性を判断できる。より詳細に検討するため，この吸収スペクトルを二次微分した結果を図 4.38b に示す。吸収ピークは，二次微分スペクトルにおいてディップとして表されるため，結晶比率に応じて 1.2 THz のニフェジピン結晶の吸収ピーク由来のディップが大きくなっていくことが観測できる。さらに，この結果を多変量解析して線形フィッティングすることで，相関係数（R^2）として 0.9995 という非常に高い値で結晶量を定量できることがわかった。この結果は，テラヘルツ-ATR 分光法を用いることで，水中に懸濁した状態であっても，医薬品試料における結晶性を精度よく定量評価できることを示している。

4）溶液中での結晶析出過程のモニタリング　アミノ酸の例[17]

　溶液中での結晶析出過程のモニタリング計測をテラヘルツ-ATR 分光法により行うため，ヒスチジンをモデル医薬品とし，ヒスチジンの光学異性体の D 体と L 体の粉末を等量混ぜた水溶液を ATR 測定面上に滴下して，溶媒蒸発法により結晶化させた。溶媒が蒸発して結晶が析出する過程を 100 分間，1 分間隔で連続測定した。**図 4.39**a は，各時間経過後に測定された吸収スペクトルを示す。時間とともに水由来の右肩上がりのオフセット成分が減少し，2 THz の吸収ピークが増加し，結晶が析出していることが確認できた。また，図 4.37 よりヒスチジンにおける 2 THz の吸収ピークは DL 体の結晶形に特徴的なものであり，析出した結晶が DL 体であることが判断できた。さらに，この結果を二次微分した結果（図 4.39b），吸収ピーク由来のディップの経時的な増加が確認され，そのディップの強度が結晶の析出量に依存することが示唆された。以上により，テラヘルツ-ATR 分光法は，溶液中で結晶析出してくる過程において析出してきた結晶形や析出してきた結晶量を評価できるこ

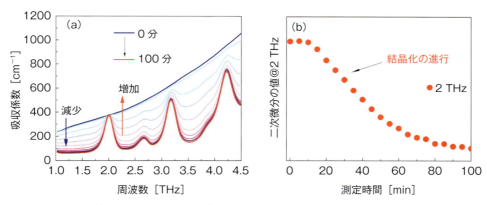

図 4.39 溶媒濃縮を行なったヒスチジン水溶液から得たテラヘルツスペクトルの経時変化（a）および二次微分吸収値の経時変化（b）

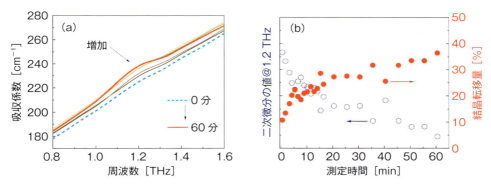

図 4.40 非晶質ニフェジピン懸濁液から得たテラヘルツスペクトルの経時変化（a）および1.2 THz 付近の二次微分吸収値の経時変化（b）

とを示すことができた。

5）水中での結晶形転移現象のモニタリング[18]

水懸濁液中で起こるアモルファスから結晶への溶液媒介転移の簡便なリアルタイムモニタリングへのテラヘルツ-ATR 分光法の適用性を検討するため，ニフェジピンのアモルファス試料を乳鉢で粉砕後，界面活性剤入りの水溶液に 10 mg/mL の濃度で分散させ，20 秒程度超音波処理して，分散液とした。この分散液を小型スターラで撹拌し，特定の時間ごとに分散液を抜き取り，テラヘルツ-ATR 分光法で測定して，経時的な変化を求めた。60 分間連続測定したニフェジピンアモルファス懸濁液の吸収スペクトルの変化を**図 4.40**a に示す。開始時（青点線）では，結晶由来のピークは観測されなかったのに対して時間が経過することで結晶由来の 1.2 THz の吸収ピークが増加した。吸収ピークの増加をより詳細に評価するため，吸収スペクトルを二次微分し，1.2 THz の吸収ピークによるディップの経時変化を評価した結果を図 4.40b に青丸で示す。結晶由来のディップが経時的に増加しており，ア

モルファスから結晶へ転移する様子が確認できた。

さらに，100% 結晶の懸濁液を計測した際の結果を使用し，本計測においてどの程度の量が結晶転移したかを算出した。図 4.40b に算出した結晶への転移量を赤丸でプロットした。20 分までに急激に結晶に転移し，それ以降は緩やかに転移し，最終的に 60 分後では約 35% が結晶へ転移したことがわかった。

4 量子カスケードレーザー（QCL）を光源としたテラヘルツ分光法

量子カスケードレーザー（QCL）は 1〜5 THz の周波数領域における高出力光源となる有望な技術の 1 つである。QCL は半導体量子井戸構造内のサブバンド間遷移を用いた中赤外〜テラヘルツ領域の半導体レーザーであり[19,21]，バンド間遷移を用いた従来の半導体レーザーとは異なり，発光周波数（波長）はレーザー内部の半導体量子井戸構造を設計することにより決定される。この 25 年ほどの研究開発の結果，QCL は特にテラヘルツ周波数帯よりも高周波（短波長）領域である，中赤外領域で非常に良好なデバイス特性が得られており，室温での連続動作，ワットクラスの高出力動作が可能である。一方，テラヘルツ領域でも QCL は実現され，初期タイプの QCL と比較してカバーするスペクトル範囲と最高動作温度は大きく向上し，現在も特性向上が進められている。現状，テラヘルツ-QCL の発振周波数範囲は 1.2〜5.4 THz に及んでいる[22,24]。一方で，半導体レーザーとして最も求められる性能の一つが室温動作であるが，従来型の直接発振テラヘルツ-QCL では室温動作は未だ達成されていない。現在，実現されている最高動作温度はパルス動作時で 199.5 K[25]，CW 動作では 129 K[26] に留まっている。

このような状況で，QCL による新しいテラヘルツ波発生の手段として提案されているのが 2 波長発振する中赤外 QCL 内部での差周波発生と呼ばれる非線形光学効果を用いたアプローチである[27]。これらのデバイスは新たなテラヘルツ-QCL 光源として近年，劇的に特性向上が進んでいる。この場合，テラヘルツ波発生には非線形光学効果を用いるため，準位間にレーザー発振に必要な反転分布を形成する必要がない。中赤外 QCL は容易に室温動作させることが可能であるため，非線形テラヘルツ-QCL 光源も同様に室温動作が可能である[28]。

4.1 原理，装置構成

模式的に表した典型的な 3 つのサブバンドからなる中赤外 QCL 活性領域の伝導帯における準位構造の略図を**図 4.41**a に示す。QCL ではこのような構造が多段（中赤外 QCL の典型的な場合 20〜50 周期程度）に結合して活性領域が構成されている。注入層にはキャリアを発光上準位へ供給するためのドーピングが施されており，注入層内の基底準位 1 から共鳴トンネル効果によって発光層に形成された発光上準位 3 へ電子の注入が行われる。このような模式図上の動作原理としてはそれほど複雑ではないが，実際に QCL においてレーザー発

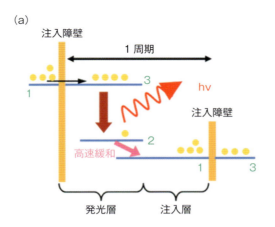

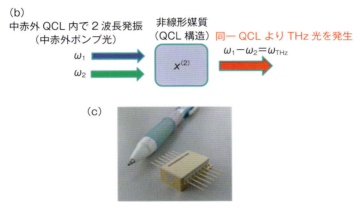

図 4.41　THz-QCL 光源の動作原理　(a) QCL の発光プロセスの模式図，(b) テラヘルツ発生の非線形光学過程，(c) バタフライ型パッケージに導入された非線形 THz-QCL 光源の概観

振を実現することは容易ではない．これは，光を放出する自然放出の寿命が 10 ナノ秒以上であるのに対して，LO フォノン散乱によって決まる非発光緩和時間はピコ秒であり，発光上位準位へ供給されたキャリアの大部分が発光に寄与せずに緩和してしまうためである．現在，QCL ではさまざまな構造上の工夫によりレーザー発振を実現している．その結果，発振前の QCL は極めて効率の悪い LED だが，一旦発振すると非常に優秀なレーザーとなっており，これらの特徴はバンド間遷移によるレーザーダイオードとは本質的に異なっている．

　QCL は中赤外領域で良好なデバイス特性が得られている一方，テラヘルツ領域では最も高いものでも −70℃ 以下，多くは液体窒素冷却（−196℃）による極低温での動作に留まっており，室温での動作は実現されていない．そこで，近年，室温動作可能な小型テラヘルツ光源として注目を集めているのが，2 波長発振する中赤外 QCL キャビティ内における差周波発生（DFG）という非線形光学効果を用いた非線形テラヘルツ-QCL 光源である[28,29]．図 4.41b にテラヘルツ波発生の概要を示す．デバイスに閾値以上の電流を流すと 2 波長（ω_1,

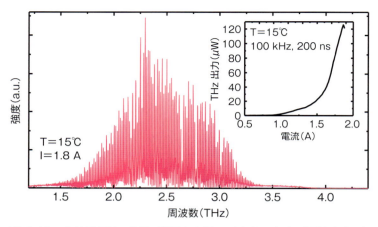

図 4.42 非線形 THz-QCL 光源の室温スペクトルおよび電流ならびに光出力特性（挿入図）

ω_2）の MIR ポンプ光が発振し，そこでキャビティ内の差周波発生によって周波数 $\omega_{THz}=\omega_1-\omega_2$ でテラヘルツ波成分が生成される。非線形テラヘルツ-QCL 光源は差周波発生を用いたデバイスであるが，図 4.41c に示すように，超小型な電流駆動のモノリシック半導体光源であり，取り扱いの点では通常の QCL と何ら変わらない。これは半導体光源として実用上，非常に重要な点であり，2 THz 以上の高周波領域では唯一室温動作可能なモノリシック半導体テラヘルツ光源である。筆者らは，非線形テラヘルツ-QCL では QCL 活性層内の 2 次の非線形感受率 $\chi^{(2)}$ の大きさがテラヘルツ光を発生させるために非常に重要であることに注目し，結合二重上位準位（DAU）構造において，従来構造に比べて理論的に大きな非線形感受率 $\chi^{(2)}$，すなわち高い中赤外〜テラヘルツ変換効率を実現する QCL を開発した[29,32]。中心周波数 2.5 THz で 1.5〜3.2 THz の範囲で極めてブロードなテラヘルツ吸収スペクトルを得ることができる。この QCL の電流-光出力特性を**図 4.42** に示すが，典型的なテラヘルツ-QCL 光源の室温における最高出力は 100〜200 μW を確認しており，電子冷却（TEC）によって，-30℃ 程度とすることで，さらに倍以上の出力が可能である。

4.2 QCL 光源を用いたテラヘルツ分光法の適用例
1）非線形テラヘルツ-QCL によるイメージング応用

テラヘルツ-QCL 光源を用いたイメージング応用については，従来型である直接発振テラヘルツ-QCL 光源を用いた医薬品を想定した各種糖類等のサンプルイメージングの応用例がすでに報告されている[33]。しかしながら，直接発振テラヘルツ-QCL 光源では，光源を 200 K 以下に冷却する必要があるため，液体窒素などの冷却機構が必要になり，計測システム全体が大型になるなど，実用上の問題があった。また，直接発振テラヘルツ-QCL 光源のビームプロファイルは，干渉による環状のフリンジが発生するなど，イメージング用光源には不向きであった。

非線形テラヘルツ-QCL 光源は，冷却が不要で非常に小型（図 4.41c）であるため，実用

第4章
遠赤外/テラヘルツスペクトル測定法

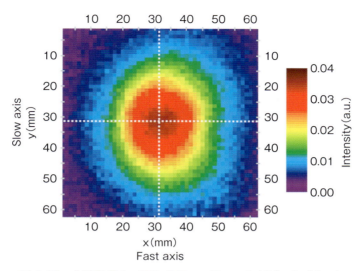

図 4.43　非線形 THz-QCL のファーフィールドビームパターン

性に優れていることが挙げられる。さらに**図 4.43**に示すように非常に良好なビームパターンを有しているという特長もある[34]。良好なビームプロファイルは，イメージング性能の向上につながるため，非線形テラヘルツ-QCL 光源は，テラヘルツ波イメージング用光源として非常に有望であると考えられる。

イメージング実験の配置図を**図 4.44**a に示す。−30℃で動作させた非線形テラヘルツ-QCL 光源から発生したテラヘルツ波を放物面鏡で集光し，集光位置に測定対象物を配置した。そして，対象物を透過したテラヘルツ波をゴーレイセル検出器で検出した。このとき，測定対象物を機械式ステージの上に載せ，xy の 2 軸方向で動かすことで，二次元画像を取得している。イメージング性能の評価に用いた金属製テストチャートには 1 mm および 0.5 mm 幅の周期的なスリットが形成されている（図 4.44b）。また，非線形テラヘルツ-QCL 光源を用いて取得したテストチャートのテラヘルツ波像では，0.5 mm 幅のスリットも判別ができており，1 mm 以下の空間分解能が得られていることがわかった（図 4.44c）[34]。

非破壊検査への応用例として，ロゴを印字したステンレス板を内部に入れた紙封筒（**図 4.45**a）とクリップ，ボタン，カッターナイフなどを内部に入れた紙封筒（図 4.45c）から得たテラヘルツイメージ像をそれぞれ図 4.45b および図 4.45d に示す。テラヘルツ波透過像は画素間隔 0.2 mm，画素数 100×180 点で取得した。非線形テラヘルツ-QCL 光源を用いることで紙封筒内部の情報を取得できることが可能であった[34]。さらには，クリップを保持しているテープまでも明確に識別でき，テラヘルツ-QCL 光源が不純物検査等の医薬品の非破壊検査光源として適用できることを示すことができた。

非線形テラヘルツ-QCL 光源は図 4.42 のように広帯域の周波数が一度に出力されるため，分光計測とイメージングを組み合わせた分光イメージング等にも使うことでさらにその特長を活かすことができる。また，適切な帯域透過フィルタを用いることで必要な成分情報のみを高速にイメージングでき，医薬品の開発ならびに製造工程管理に役立つことが期待される。

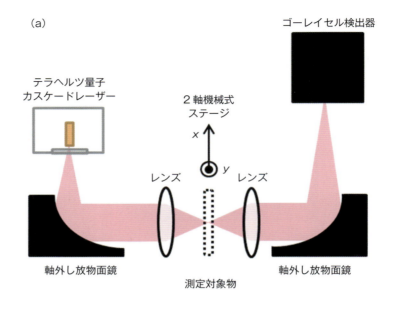

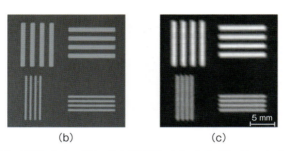

図 4.44 透過イメージング実験配置（a）ならびにテストチャートの写真（b）とその THz 波像（c）

2）非線形テラヘルツ-QCL を用いた医薬品分析応用[35, 36]

　非線形テラヘルツ-QCL 光源を用いて製造工程中における擬似結晶多形転移についてモニターした。構築した装置の概念図を**図 4.46** に示す。この時，非線形テラヘルツ-QCL 光源の素子温度は液体窒素冷却で 78 K に設定し，検出器はイメージング同様にゴーレイセルを用いた。

　まず，テオフィリン一水和物とテオフィリン無水物を 0～100 w/w% の範囲で含むように 8 種類の 2 成分混合モデル錠剤（直径 7 mm，厚さ 0.3 mm）を調製し，透過計測を行い，結晶形変化を定量できるか評価した。結果を**図 4.47** に示す。図中横軸は，テオフィリン一水和物の含有量を示している。テオフィリン一水和物含有量の増加に応じて吸光度は増加し，検量線を得ることができた。この結果は，使用したテラヘルツ-QCL 光源の発振周波数帯域と，テオフィリン一水和物とテオフィリン無水物の吸収ピーク周波数に由来する。**図 4.48** に，今回用いた非線形テラヘルツ-QCL 光源の発振周波数とテオフィリン一水和物，テオフィリン無水物の吸収スペクトルを示すが，QCL の発振周波数範囲にテオフィリン一水和

■第4章■
遠赤外／テラヘルツスペクトル測定法

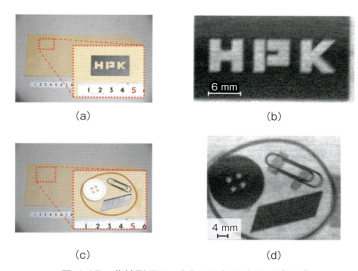

図4.45 非線形THz-QCLによるイメージング
((a) 紙封筒内にステンレス板を入れた写真，(b) THz像，(c) 紙封筒内部にボタン，クリップなどを入れた写真，(d) THzイメージング)

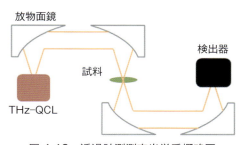

図4.46 透過計測測定光学系概略図

物は特徴的な吸収ピークを示し，テオフィリン無水物には吸収ピークが存在していない。そのため，テオフィリン一水和物の増加に伴って吸光度が増加し，得られた検量線を用いることで，錠剤中に含まれる水和物濃度を定量することが可能であった。

テオフィリン水和物100%のモデル錠剤（直径7 mm，厚さ0.3 mm）を40℃で加熱しながら，各時間の吸光度を測定し水和物結晶から無水物結晶への疑似結晶転移の様子をモニタリングした。**図4.49**にテオフィリン一水和物からテオフィリン無水物への転移モニタリングの結果を示す。時間とともに吸光度が減少しており，テオフィリン水和物から無水物への擬似結晶多形転移現象を経時的に追跡することが可能であった。

また，テオフィリン一水和物に，乳糖・コンスターチ，ステアリン酸マグネシウムを混合させたモデル製剤において，テオフィリン一水和物の含量を0〜30 w/w%の範囲で変化させ，同じ質量となるように添加剤の量を調整した6水準のモデル製剤（直径7 mm，厚さ0.3 mm）を調製し，同様に測定した。テオフィリン一水和物の含量を変化させたモデル製剤の透過計測の結果を**図4.50**に示す。添加物が混合したモデル製剤においても，テオ

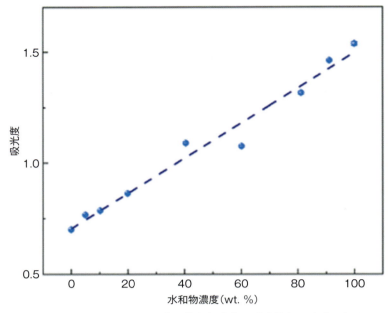

図 4.47 テオフィリン一水和物と無水物の濃度比と吸光度の相関

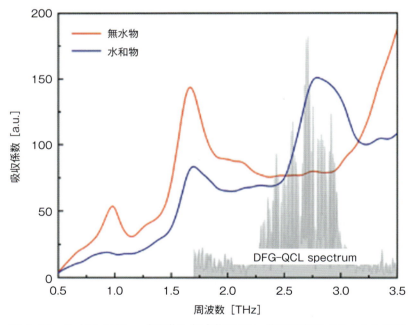

図 4.48 テオフィリン一水和物と無水物の THz 帯の吸収スペクトルと非線形 THz-QCL の発振周波数の関係

フィリン一水和物の濃度と吸光度との間に相関があることが示された。この結果は，非線形テラヘルツ-QCL 光源を用いて構築した装置を用いた製造工程モニタリングや分析等への適用可能性があることを示唆している。

■第4章■
遠赤外/テラヘルツスペクトル測定法

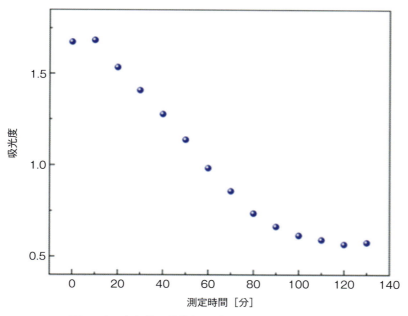

図4.49 水和物に特徴的なピーク吸光度の経時変化

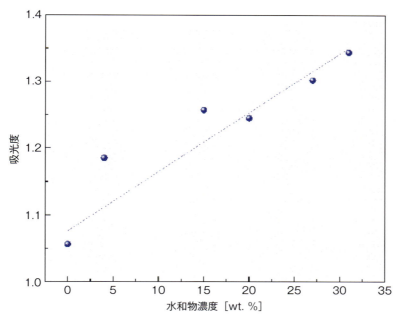

図4.50 添加物を混合させた錠剤の水和物濃度に対する吸光度の関係

151

参考文献

1) J. Zeitler, et al., J. Pharm. Pharmcol. 59, p 209-223（2007）
2) T. Sasaki, T. Sakamoto, M. Otsuka, Anal. Chem. 90, 3, p 1677-1682（2017）
3) D.H. Auston, K.P. Cheung and P.R. Smith, Appl. Phys. Lett., 45, 284-286（1984）
4) T. Sakamoto, A. Portieri, D. Arnone, P. Taday, T. Kawanishi, Y. Hiyama, J. Pharm. Innov., 7, 87-93（2012）
5) T. Sasaki, T. Tanabe, and J. Nishizawa, Optics and Photonics Journal, 4, p. 8-13（2014）
6) T. Sasaki, T. Tanabe, J. Nishizawa, J. Jpn. Soc. Infrared Science & Technology, Vol. 26 No. 1 p. 74-81（2016）
7) T. Sasaki, O. Kambara, T. Sakamoto, M. Otsuka, J. Nishizawa, Vibrational Spectroscopy 85, p 91-96（2016）
8) F. Zhang, H. Wang, K. Tominaga, WIREs Comput Mol Sci 6, 386-409（2016）
9) T. Sakamoto, T. Sasaki, N. Katori, Y. Goda, J. Infrared Milli Terahz waves, 37, 1007-1020（2016）
10) T. Sasaki, T. Tanabe, J. Nishizawa, Advances in Intelligent Systems and Computing Vol. 519, p. 33-38（2016）
11) T. Sasaki, T. Sakamoto, M. Otsuka, J Infrared Milli Terahz Waves 39, p 828-839（2018）
12) 白輪地菊雄：FARIS-1（テラヘルツ専用フーリエ変換型分光光度計）の紹介，Jasco Report, 58（1），30-33（2016）
13) 阪井清美，分光研究 50, p 261（2001）
14) N.J. Harrick, Internal reflection Spectroscopy, Harrick Scientific Corp., New York（1967）
15) 堀田和希，日本分析化学会第 65 年会，P3074（2016）
16) G. Takebe et al., J. Pharm. Sci. 102, p 4065（2013）
17) 秋山高一郎，日本分析化学会第 66 年会講演要旨集，P3048（2017）
18) 秋山高一郎，第 35 回製剤と粒子設計シンポジウム講演要旨集，一般講演 16（2018）
19) J. Faist, F. Capasso, D.L. Sivco, C. Sirtori, A. Huchinson, and A.Y. Cho, Science 264, 553（1994）
20) R. Kohler, A. Tredicucci, F. Beltram, H.E. Beere, E.H. Linfield, A.G. Davies, D.A. Ritchie, R.C. Iotti, and F. Rossi, Nature 417, 156（2002）
21) 藤田和上，山西正道，枝村忠孝，レーザー研究（レーザー学会誌）45, 735-740（2017）
22) S. Kumar, IEEE J. Sel. Top. Quantum Electron. 17, 38-47（2011）
23) G. Scalari, C. Walther, M. Fischer, R. Terazzi, H. Beere, D. Ritchie, and J. Faist, Laser & Photonics Reviews. 3.1-2, 45（2009）
24) M. Wienold, B. Röben, X. Lü, G. Rozas, L. Schrottke, K. Biermann, and H.T. Grahn, Appl. Phys. Lett. 107, 202101（2015）
25) S. Fathololoumi, E. Dupont, C.W.I. Chan, Z.R. Wasilewski, S.R. Laframboise, D. Ban, A. Matyas, C. Jirauschek, Q. Hu, and H.C. Liu, Optics Express 20, 3866（2012）

26) M. Wienold, B. Röben, L. Schrottke, R. Sharma, A. Tahraoui, K. Biermann, and H.T. Grahn, Opt. Express 22, 3334 (2014)
27) M.A. Belkin, F. Capasso, A. Belyanin, D.L. Sivco, A.Y. Cho, D.C. Oakley, C.J. Vineis, and G.W. Turner, Nat. Photon. 1, 288 (2007)
28) K. Fujita, S. Jung, Y. Jiang, J.H. Kim, A. Nakanishi, A. Ito, M. Hitaka, T. Edamura, and M.A. Belkin. Nanophotonics 7, 1795-1817 (2018)
29) 藤田 和上, 電子情報通信学会誌 101, 567-573 (2018)
30) K. Fujita, M. Hitaka, A. Ito, T. Edamura, M. Yamanishi, S. Jung, and M.A. Belkin, Appl. Phys. Lett. 106, 251104 (2015)
31) K. Fujita, M. Hitaka, A. Ito, M. Yamanishi, T. Dougakiuchi, and T. Edamura, Opt. Express 24, 16357 (2016)
32) K. Fujita, A. Ito, M. Hitaka, T. Dougakiuchi, and T. Edamura, Appl. Phys. Express 10, 082102 (2017)
33) P. Dean, N.K. Saat, S.P. Khanna, M. Salih, A. Burnett, J. Cunningham, E.H. Linfield, and G. Davies, Opt. Express 17 (23), 20631-20641 (2009)
34) A. Nakanishi, K. Fujita, K. Horita and H. Takahashi, Opt. Express 27 (3), 1884-1893 (2019)
35) 堀田和希, 日本薬学会第 138 年会講演要旨集, 27PA-pm284 (2018)
36) K. Horita, IRMMW-THz2018 Proceeding, Mo-POS-19 (2018)

第5章 分光イメージング法

1 顕微分光法とケミカルイメージング（マッピング）技術

　光源から発生したある波長の電磁波（光）を光学顕微鏡に通して試料に照射し，試料の吸収スペクトルや散乱スペクトルを測定して，試料の局所あるいは微量成分の定性・定量的分析を行う分光法のことを一般に顕微分光法という。顕微分光法は，その名の通り，微小領域の測定に適している。一般の分光測定の場合，光路のアパーチャ径（ビーム径）にもよるが，通例，数 mm から 10 mm 程度の範囲で試料に光が照射される。一方，顕微分光法では，顕微鏡のアパーチャ径を調節することにより，マイクロメーターのオーダーでの微小領域の測定が可能である。顕微分光法を大別すると，赤外光，近赤外光，遠赤外（テラヘルツ）光を用いた吸収スペクトル測定，およびレーザー励起によるラマン散乱スペクトル測定などが挙げられる。

　例えば，顕微近赤外（NIR）分光法では，数十 μm 四方の微小領域の分光情報を得ることが可能である。また，個々の微小領域の分光情報を X-Y 方向につなぎ合わせることで，分子分光情報を地図のように座標で示すことが可能となる。このような手法を用いて，ある領域における化学成分の分布を調べる分光技術を，一般に，分光（ケミカル）イメージング（またはマッピング）と呼んでいる。

　最近の製薬分野においては，微小領域や異物などの微量成分の分析や局所測定で得た分光情報を二次元的に組み合わせることによるイメージング（マッピング）により，主として固形製剤における成分の分布評価が行われることが多い。

　分光イメージング技術では，サンプル表面または切り出し断面における化学物質の分布を定性的および定量的に調べることができる。一般に，成分分布の様子は色調等でイメージ化（可視化）を図る。この際にスペクトル等の分光情報を処理する過程を適切に行わなければフェイクな情報を示すリスクを生じる。

　これらの点について，近赤外（NIR）吸収スペクトルを主な例として述べる。

2 イメージ構築のためのスペクトル処理

2.1 スペクトル前処理

　一般的な分光計測の場合，試料への光の照射エリアが大きいため，複数成分から構成される試料では，構成成分の混合スペクトルが得られる。この中から目的成分の特徴的な波形を見出すことは困難な場合が多く，スペクトルの測定範囲にもよるが，特に NIR 領域における CH 結合音や第一倍音領域では，ほとんどの医薬品構成成分がもつ CH 伸縮振動と変角振

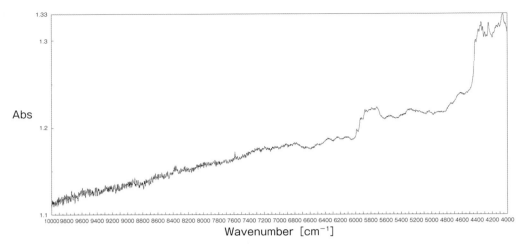

図 5.1　ある市販製剤に含まれる成分 A の純物質から得た NIR スペクトル（原スペクトル）

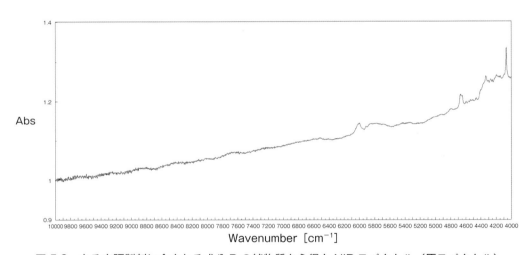

図 5.2　ある市販製剤に含まれる成分 B の純物質から得た NIR スペクトル（原スペクトル）

動由来の吸収が複雑に絡み合う。このため，主成分分析などの多変量解析法を適用しなければ，個々の成分のスペクトルを見出すことができないことが多い。一方で，顕微分光法では，顕微アパーチャ径の設定（空間分解能）にもよるが，微小領域の分光情報を得ることから個々の成分のスペクトルを見出すチャンスは増大する。しかしながら，NIR 領域のスペクトルの多くはブロードであり，またオーバーラップすることが多いため，やはり原スペクトルをそのまま用いて各成分を識別することは容易ではない。このような場合は，正規化のほか，一次微分あるいは二次微分処理を行ったスペクトルを用いて標準物質のスペクトルと比較することで対応できることが多い。

　二重結合や芳香環を含まず，—CH_2— と CH_3— 由来の CH 結合音および CH 倍音のみが観察される化合物（成分 A）の純物質の NIR スペクトル（原スペクトル）を**図 5.1** に示す。一方，二重結合や芳香環を含み，水酸基やハロゲン，窒素などを含む化合物（成分 B）の純

■第5章■
分光イメージング法

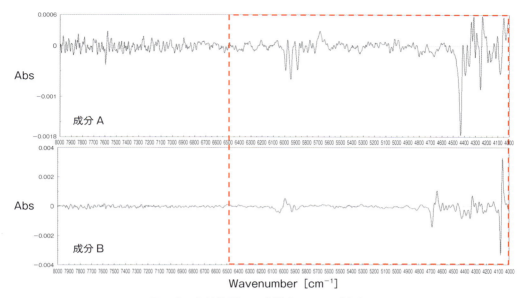

図5.3　各純物質の一次微分NIRスペクトル

物質のNIRスペクトル（原スペクトル）を**図5.2**に示す。それぞれの化合物の原スペクトルでは，6200 cm^{-1}〜4000 cm^{-1}の範囲でCH結合音およびCH第一倍音由来の特徴的な吸収波形が観察されているが，それぞれの化合物に特徴的な吸収を見出すのは困難である。このような場合，まずはそれぞれのスペクトルパターンを明確に識別できるようなスペクトル処理法を選定するとよい。これらの化合物の場合では，一次微分を行うことで識別性の高い波形パターンを得ることが可能であった（**図5.3**）。

2.2 イメージの構築アプローチ

イメージの構築では，色調に関わる要素（一般的にはZ軸方向）として，特徴的な吸収ピークの吸光度，ベースラインからのピークの高さやピーク面積を基にする，あるいは多変量解析法により得たスコアなどの任意の数値を基にして行うことが多い。このため，どのような数値を選定するかについては，"見た目に説得力をもつ"イメージの構築において重要な作業のひとつである。例えば，錠剤表面あるいは断面の成分分布をイメージとして示す場合，どのようなスペクトル処理を行うかによって，数値化作業における煩雑さが影響を受ける。多変量解析法によるイメージ構築では，主成分分析による成分予測と部分最小二乗法（PLS）との組み合わせによる方法がよく用いられる。ただ，このアプローチは構築したイメージの妥当性を示すために，多くの背景データを提示しなければならない。多変量解析法を用いる場合では，計量化学的に抽出したローディングスペクトルが目的とする分析種と一致することを寄与率等で示すことが重要であり，一般に，寄与率の高いローディングスペクトルをひとつ選定することが多い。また，画素（ピクセル）当たりの分析種のイメージを定量的に表すためには，HPLCなどの古くから活用されている，周知された特異性の高い分析法を対照分析法として用いて錠剤中の分析種の全量を測定し，それに対する相対量として示

157

すことがより正確な定量的イメージを構築するためには必要である．しかしながら，その定量的なイメージの精度は対照分析法の精度に依存するため，対照分析法より高い精度を要求することは難しいことが多い．

　このようなスペクトル処理のアプローチは，一般的な NIR 分光法の適用においてよく用いられる典型的な方法ではあるが，反射測定で得た二次元的イメージの構築においては，必ずしも量的に正確な値を示すことに寄与するとは限らないことに留意しなければならない．イメージングで分析種が均質であれば，含量均一性の評価が可能ではないか，という意見を聞くことがある．しかし，これを達成するには二次元的な平面から得られる"氷山の一角"の情報ではなく，分析種全体の情報に結びつく多くの条件が揃うことが前提となるため，イメージを用いて含量均一性を評価するためには，製造工程を通して複数の分析結果と組み合わせることが重要となる．これは，透過測定によるマクロ的な分光計測に基づく定量分析においても同様で，錠剤全体の分光情報が得られない限り，測定困難な錠剤部分における分析種の存在を考慮した上で，含量均一性を論じる必要がある．計量化学に基づいた典型的なスペクトル解析アプローチを適用する以上，ブラックボックス的な部分が多いスペクトル解析アプローチがもつリスクを考慮し，その妥当性について客観性の高い方法を示すことが要求されるであろう．多変量解析法に基づくスペクトル解析アプローチ以外にも，具体的なイメージの構築アプローチについて多くの選択肢がある．構築するイメージの目的と，イメージを構成する各成分のスペクトルを精査し，客観性が高いスペクトル解析を行うことによるイメージ構築アプローチを選定・検証（バリデーション）することが重要である．

3 特性吸収を用いたイメージ構築

3.1 全身性経皮吸収テープ中の主薬結晶の検出例　主薬の結晶化に由来する二級アミン（NH）第一倍音の特性吸収[1]

　結晶レジボア型全身作用経皮吸収システム（TDDS）製剤では，通常，基剤中に結晶化した主薬成分と結晶化していない主薬成分が存在し，結晶化していない主薬成分が皮膚に浸透すると，結晶の主薬成分が溶解して一定の放出速度を維持する．結晶レジボア型 TDDS 製剤は，1 回の貼付で長時間の効果が期待できる．この放出機構においては，基剤中の主薬の結晶化は重要な品質特性のひとつであり，基剤中の主薬結晶の非破壊検出法の開発は，結晶化工程において目視し難い基剤中の主薬結晶の工程管理技術として有用と考えられる．

　ここでは，気管支拡張薬として用いられるツロブテロール（TBR）を用いた TDDS テープ基剤中の TBR 結晶の分布解析について紹介する．TBR の結晶化に起因する特性吸収の帰属については，第 3 章「4.1 溶液中の化合物濃度と NIR 吸収」（P 101）および「4.2 結晶化と NIR 吸収」（P 104）に詳細を述べているので参照されたい．

　結晶型レジボアシステムが採用されている製剤と思われる市販製剤 A と採用されていないと思われる市販製剤 B および C を用いてテープ中の TBR 結晶の特性吸収の検出を試みた．**図 5.4** に 3 種の市販 TBR テープ剤から得た NIR スペクトルを示す．市販製剤 A は TBR 結晶に由来する特性吸収が観察されたが，市販製剤 B および C からは検出されず，こ

■第5章■
分光イメージング法

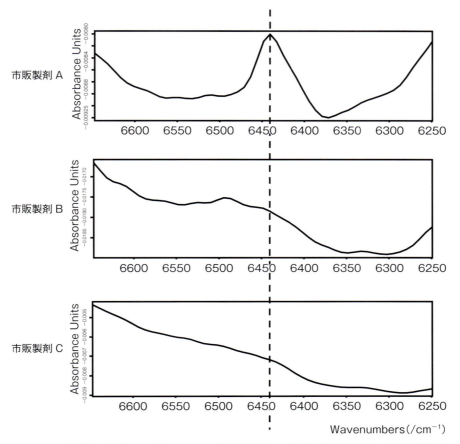

図 5.4　3 種類の市販ツロブテロール（TBR）テープから得た NH 第一倍音領域の NIR スペクトル

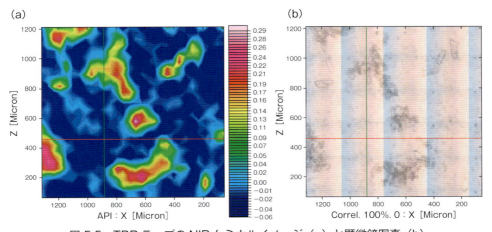

図 5.5　TBR テープの NIR ケミカルイメージ（a）と顕微鏡写真（b）

159

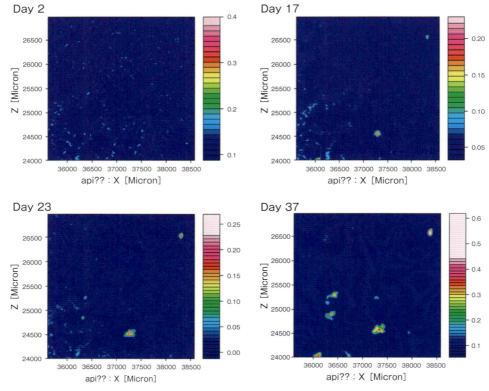

図 5.6　TBR テープ中の TBR 結晶分布の経時変化

の結果から，市販製剤 A のみに結晶化した TBR が含まれていることがわかった〔市販製剤 B および C に（結晶化していない）TBR が含まれていることは別途確認している〕。

　調製したモデルテープを用いてイメージ計測した TBR 結晶の分布イメージを**図 5.5** に示す。イメージ図 a の右側のバーは，赤色部分が TBR 結晶由来の NH 第一倍音のピーク面積が大きい部分（TBR 結晶が多く存在する），逆に青色部分は，TBR 結晶はほとんど存在しないことを示す。図 5.5b の顕微鏡写真と比較すると，結晶と NH 第一倍音の分布が一致することがわかる。また，調製直後から 37 日目までの TBR テープ中の TBR 結晶の分布の経時変化を**図 5.6** に示す。調製後 2 日目では，ほとんど TBR 結晶が生成したことを示すイメージの変化は観察されなかったが，17 日目から TBR 結晶の生成を示すイメージが見え始め，経時的にその数が増え，またサイズが大きくなっていく様子が観察できた。

4　スペクトル相関によるイメージ構築

　スペクトルの相関性（相似性）に基づくイメージ構築アプローチを紹介する。錠剤表面あるいは切削面における平面のイメージ（分散性）は，錠剤全体からみると 1 つの平面における分析種の分布を見ているのに過ぎないため，前述したように錠剤中の分析種の含量に結びつけることは容易ではない。しかしながら，分析種の錠剤中のある面での分散特性を解析す

■第5章■
分光イメージング法

るのであれば，比較的容易に製剤品質特性の1つとして活用することができる。このような観点から，筆者らは成分AとBのイメージ構築のための解析アプローチとして，各画素から得たスペクトルの一次微分スペクトルと各化合物の純物質から得たスペクトルの一次微分スペクトルの相関性（相似性）を相関係数（−1.0〜1.0）として数値化し，その値を基にイメージを構築するアプローチを採用した。スペクトル相関に基づくイメージ作成は，計算に使用するスペクトルの範囲によって相関係数が影響を受けるため，数値を用いた定量的な議論は難しいが，ある平面における分析種の存在する位置を決めることには非常に明瞭で客観的な説明を与えることができる。また，イメージ構築のためのデータセットを正規化することで，イメージ間の分散特性を比較することも可能となる。多変量解析法によるイメージ構築のアプローチの詳細については，第6章を参照いただきたいが，主成分分析などによって抽出した予測スペクトル（ローディングプロット）と，例えば，標準物質のスペクトルとの相関性の評価は，予測スペクトル（多変量解析法を用いたスペクトル解析アプローチ）の妥当性（特異性に相当）の検証においても，重要な役割を担う。

相関性を比較するスペクトル範囲については，測定範囲の全域を用いる，あるいは部分的な範囲を用いるなどの選択が可能であるが，本例では，図5.3の赤破線で囲った波数範囲を計算に用いた。これは，一次微分スペクトルで十分なSN比をもつ吸収が観察される範囲として測定した全波数範囲のうち 6500 cm^{-1}〜4000 cm^{-1} を選定したが，ノイズしか観察されない波数範囲を多く含めることで相関係数が高く計算されてしまう可能性を排除することを目的としている。

成分AおよびBの一次微分スペクトルと純物質の一次微分スペクトルとの相関性に基づいて構築したイメージを**図5.7**（成分A）および**図5.8**（成分B）に示す。本例は，市場に流通する医薬品を測定に用いたが，成分Aの錠剤中含量は約8 w/w%，成分Bは約50 w/w%であり含量比が約6倍異なっている。イメージの右側に示した色調を示すバーは，それぞれの純物質から得たスペクトルとの相関係数を示している。このイメージでは，計算値は0〜1の範囲でコントラストを調整しており，黄色から赤に色分けされたエリアは相関係数が高く，すなわち各成分がその画素に存在することを示している。一般に，相関係数で

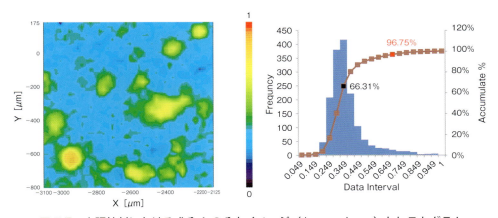

図5.7　市販錠剤における成分Aの分布イメージ（1 mm×1 mm）とヒストグラム

161

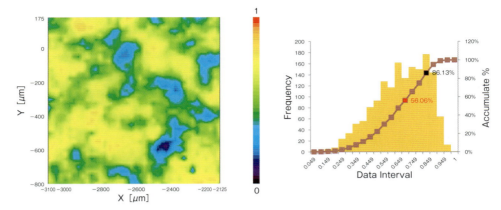

図 5.8　市販錠剤における成分 B の分布イメージ（1 mm×1 mm）とヒストグラム

は，0.7〜1 でかなり強い相関を示していると判断することができる。相関係数を用いた分布イメージにおいても同様に，0.7 以上を目安にその画素はほぼ純物質から構成されていると判断できると考えている。図 5.7 の右側にヒストグラムと累積 % を示す。頻度が高い相関係数は 0.35〜0.4 の区間で，測定エリアの全画素数の 66.3% を占めていた。一方で，相関係数が 0.7 未満の画素数は全画素数の 96.8% を占めており，全画素数における成分 A の占める割合は 3.2% であると見積もることができる。成分 A の錠剤中含量と比較すると低い値であるが，例えば，成分 A の凝集塊の縁の部分が相関係数 0.7 未満である画素数が多いこと（緑色の部分）を考慮すると，相関係数の閾値を工夫することが必要かもしれない。ちなみにこの成分 A のイメージでは，相関係数 0.5 以上を示す画素が全画素の約 9.7%，相関係数 0.55 以上を示す画素が約 7.6% を占めている。一方，図 5.8 は，含量が約 50 w/w% の成分 B の分布イメージとヒストグラムを示しており，相関係数 0.7 以上の画素数は全画素数の約 44% を占めている。ちなみに相関係数 0.65 以上を示す画素数は約全画素数の約 52.3% を占めている。測定面積の大きさと成分の凝集塊の大きさに関連する分布量のばらつきや，切削面などの測定面に存在する成分の割合が必ずしも含量の均質的な分布を反映していない可能性もあるため一概にはいえないが，相関係数の閾値を工夫することで，量的なことも含めて何らかの情報をもたらす可能性があり，NIR イメージング法の標準化に向けた今後の検討課題のひとつであると考えている。

5 イメージの再現性

図 5.9 に，図 5.7 および 5.8 と同じ錠剤面の別の測定エリアから得た成分 A と B のイメージとヒストグラムを，また**図 5.10** および**図 5.11** に別の錠剤面の 2 つの測定エリアから得た成分 A および B のイメージをそれぞれ示す。図 5.7 および図 5.9 で示した成分 A のヒストグラムでは，頻度が高い相関係数はそれぞれ 0.35〜0.4 および 0.40〜0.45 であり，累積 % はそれぞれ 66.3% および 67.8% であった。一方で，別の錠剤面の 2 ヵ所の測定エリア（図 5.10 および 5.11）から得た成分 A のヒストグラムでは，頻度が高い相関係数はそれ

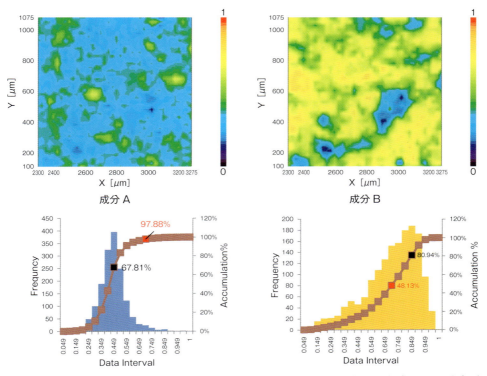

図5.9　図5.7および5.8と同じ錠剤面の他の測定部位における成分Aと成分Bの分布イメージ（1 mm×1 mm）とヒストグラム

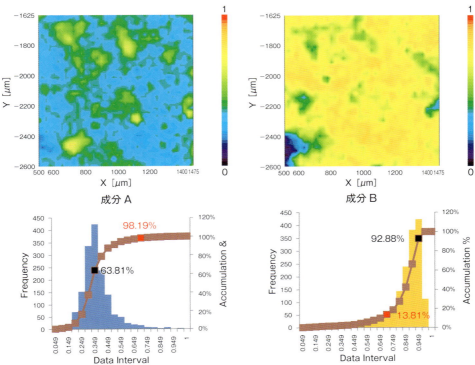

図5.10　図5.7〜5.9と別の錠剤面における成分Aと成分Bの分布イメージ（1 mm×1 mm）とヒストグラム

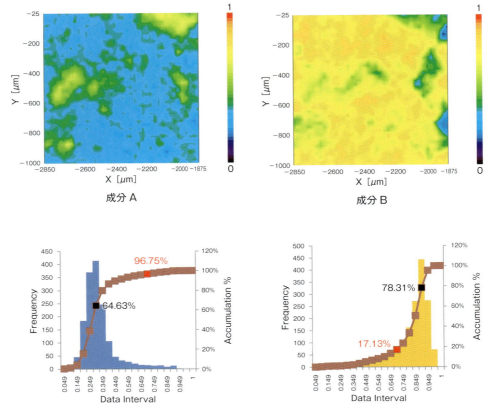

図 5.11　図 5.10 と同じ錠剤面の別の測定部位における成分 A と成分 B の分布イメージ（1 mm×1 mm）とヒストグラム

ぞれ 0.30〜0.35 および 0.25〜0.3 であり，累積 % はそれぞれ 63.8% および 64.6% であった。また，図 5.8 および 5.9 で示した成分 B のヒストグラムでは，頻度が高い相関係数はそれぞれ 0.80〜0.85 および 0.80〜0.85 であり，累積 % はそれぞれ 86.1% および 80.9% であった。別の錠剤面の 2 カ所の測定エリア（図 5.10 および 5.11）から得た成分 B のヒストグラムでは，頻度が高い相関係数はそれぞれ 0.90〜0.95 および 0.85〜0.9 であり，累積 % はそれぞれ 92.9% および 78.3% であった。以上の結果から，同じ錠剤測定面から得る NIR イメージでは，相関係数のヒストグラムは成分 A および B それぞれ類似する様相を示すことがわかった。

6 イメージング・マッピング計測における前処理（切削・断面出し処理）

6.1 医薬品錠剤の断面評価[2,3]：断面出しスライサーの開発

医薬品錠剤中の構成成分やそれらの分布状態を調べるために，その断面を評価することは

■第5章■
分光イメージング法

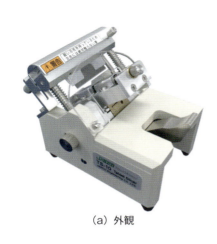
(a) 外観

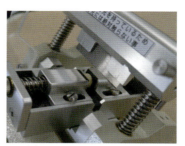
(b) 固定した錠剤と刃の様子

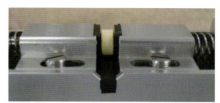
(c) 左右から錠剤を挟んで固定

図5.12　開発したスライサー

　品質管理や偽造識別の観点からも重要であるが，医薬品錠剤のようなサイズで曲率を有するものについては，正確な断面を切り出すことは非常に難しい。これは錠剤の適切な保持（固定）が難しく，断面出しを行う最中に錠剤が動くため切断面に大きな段差が生じる可能性が高いことによる。医薬品錠剤は平錠剤，カプレット，表面コーティングされているものなど，サンプル形状が異なる。そのため，切断に際しては，種々の形状，硬さ，大きさ，曲率を有する各種錠剤が固定できることが望まれる。また，試料が割れないよう刃に加える力の制御，切断時の断面において錠剤成分が引きずられるようなフェイクがない正確な断面が得られること，などの課題を克服し，**図5.12**aに示すスライサーを開発した［本開発は厚生労働科学研究委託費〔医薬品等規制調和・評価研究事業「医薬品品質システムにおける医薬品・製造・品質管理手法の系統化及び国際調和に関する研究（研究代表者　国立医薬品食品衛生研究所　香取典子：H26-医薬 B-一般-010）」の分担研究「高度品質分析・評価技術に関する研究（担当責任者　国立医薬品食品衛生研究所　坂本知昭）」〕における共同開発として行ったものである］。

　固定した錠剤に上から刃が接近する様子を図5.12bに示した。また試料固定は左右から試料を挟む方式（図5.12c）とし，刃の力をうまく制御することが可能となった。なお，切断には強く押し込む力は不要で片手でレバーを軽く押すだけでよい。

　切断面を評価するために，刃のみで手で押し切った場合と開発したスライサーでの切断状態の違いを比較した（**図5.13**）。手で押し切る場合と比べて，スライサーでは平滑な断面が得られていることが明らかとなった。さらに異なる2社より製造販売されている同薬効製剤として市販されている錠剤についてスライサーを用いて断面出しを行い，断面を走査型電

165

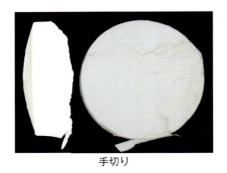

図5.13 手切りとスライサーを用いた場合の切断面比較

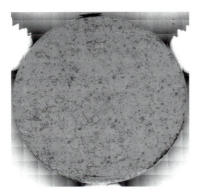 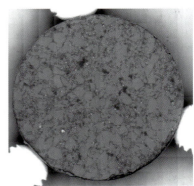

A社錠剤の断面画像　　　　　　　　　　B社錠剤の断面画像

図5.14 切断面のSEM画像

子顕微鏡（Scanning Electron Microscope；SEM）で撮影した。刃が接する切り出し面において，欠けや成分が引きずられた痕もなく，メーカーごとの分布状態が異なる様子がよくわかる結果が得られた（**図5.14**）。

7 医薬品錠剤の断面イメージング

7.1 遮光性フィルムコーティング錠の評価[4]

　光曝露によって分解する成分を含む錠剤のフィルムコーティング層の厚みを評価した例を紹介する。UV照射で黄変する2種類の市販製剤を選定し，開発したスライサーを用いて断面出しを行った後，ラマン分光イメージング測定でコーティング層近傍に存在する主成分ならびに酸化チタンの分布状態を確認した（UV未照射錠剤でイメージング測定）。

　測定部位は表面近傍の $280 \times 45\,\mu m$ とした。イメージングは多変量解析法の一種，MCR解析を用い，コーティング層の酸化チタンの相対的な濃度分布を色分けでイメージ化した（**図5.15**）。イメージ図からは，コーティング層の厚みがメーカー間で異なり，メーカー①のコーティング層は約 $20\,\mu m$ で一般的なフィルムコーティングの厚みと比較して薄いことが判明した。この錠剤はUV照射実験で変色の度合いが，メーカー②のそれよりも強く発

■第 5 章■
分光イメージング法

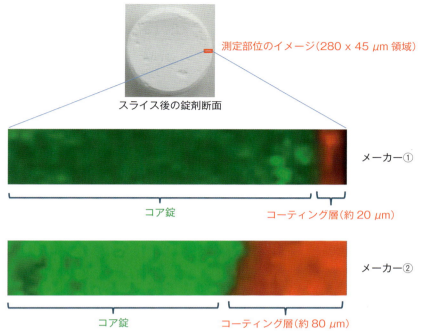

図 5.15　フィルムコーティング錠剤のコーティング層成分の相対的な濃度分布図

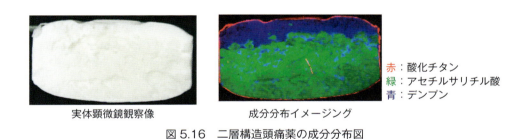

図 5.16　二層構造頭痛薬の成分分布図

現していることがわかっており，コーティング層の厚みと変色の度合いに関連性があることが認められた。

7.2　二層構造の市販頭痛薬の断面イメージング

　二層構造となっている錠剤断面の分布評価を行った例を紹介する。成分が二層に分かれているためこのような場合，縦断面では単一成分しか検出されない。本錠剤では横断面を切りだして全面のラマンイメージング測定を行った。

　各成分の成分分布イメージングを作成した（**図 5.16**）。この錠剤は表面が酸化チタンでコーティングされており，コーティングの様子，および成分の二層分散状態が確認できた。

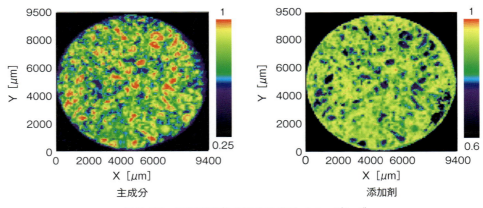

図 5.17　医療用医薬品断面の赤外イメージング

7.3　医療用医薬品錠剤の断面全体における成分分布イメージング[5,6]

　前処理を絡めた分析事例として、ラマン分光と同様に分子振動情報が得られる顕微赤外分光光度計を用いて医療用医薬品断面の薬効成分、および添加剤成分の分布評価を行った例を紹介する。本測定では近赤外の 7800 cm^{-1} から中赤外 600 cm^{-1} を評価し、**図 5.17** に薬効成分と添加剤の成分分布イメージングを示した。成分分布の評価に際しては、あらかじめ薬効成分、および添加剤成分の標品スペクトルを測定し、これらに対する相関係数によってイメージングを作成した。薬効成分に対して添加剤成分が相補的に分散している様子が精度よくわかる。複数の錠剤断面を測定することで同一製品での成分分布の再現性評価、品質管理が可能と考えられる。

　このような医薬品錠剤断面の全面イメージングを行う場合は特に成分の引きずり痕、刃の引きずり痕、著しい段差、クラック、欠けなどがあっては正しい情報は得られない。つまり「精度の高い断面出し」という「前処理」作業が重要であると考えられる。

参考文献

1)　T. Sakamoto, Y. Fujimaki, Y. Takada, K. Aida, T. Terahara, T. Kawanishi, Y. Hiyama, J Pharm Biomed Anal, 74, 14-21（2013）

2)　坂本知昭，藤巻康人，峯木紘子，小金井誠司，閑林直人，福田晋一郎，香取典子，合田幸広，NIR 分光法を用いた市場流通医薬品検査のための錠剤精密切削面の成分分布解析，第 31 回近赤外フォーラム講演要旨集，p.137（2015）

3)　峯木紘子，大田孝義，前窪哲也，平滑断面を得ることが出来る新型錠剤スライサー―分光分析で錠剤の成分分布を可視化する―，製剤機械技術学会誌，26（1），37-42（2017）．

4)　副島武夫，湯本政昭，赤尾賢一，永森浩司，坂本知昭，ラマン分光法を用いたシプロフロキサシンの UV 劣化の評価，日本薬学会第 136 年会，28AB-AM285（2016）

5)　峯木紘子，大田孝義，前窪哲也，閑林直人，坂本知昭，福田晋一郎，曲率を有するサンプルの断面出し新手法―食品・医薬品を斬る，日本分析学会第 64 年会，講演要旨

集, p. 342 (2015)
6) 峯木紘子, 大田孝義, 前窪哲也, 閑林直人, 坂本知昭, 福田晋一郎, 食品・医薬品錠剤を斬って, 成分分布を可視化する, 日本分析学会第64年会展望とトピックス, p. 19 (2015)

第6章　多変量解析法（ケモメトリックス）

はじめに

　多変量解析法は分析化学の分野ではケモメトリックスとして普及しており，その最大の特長は，膨大なデータから意味のある情報を抜き出して定量分析や定性分析に適用できる点にある。そのため，紫外可視分光法・ラマン分光法・赤外分光法といった各種分光法でも広く用いられているが，これらの中でも，多変量解析法の登場によって普及した分光法として，近赤外（NIR）分光法が挙げられる[1]。

　NIR分光法では，測定試料による吸収がブロードなバンドとしてスペクトルに表れる。このバンドには分子の結合音や倍音が含まれる。さらに，試料の厚みや密度といった物理的な要素がスペクトルのベースラインに反映されやすいという特徴ももつことから，一般にNIR分光法のスペクトルは複雑な形状になる。NIR分光法の解析では，濃度をはじめとするさまざまな変量による相互作用を受けて複雑な形状となったスペクトルを対象とするため，意味のある情報を得るには多変量解析法が有効である。

1　スペクトルの行列表記

　NIRスペクトルは，試料に連続する波長（波数）の光を照射したときに測定される吸光

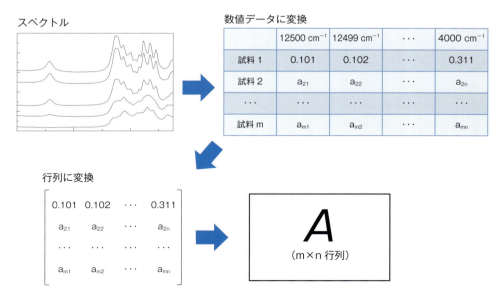

図6.1　スペクトルの行列表記

度をプロットして得られる数値の集合（離散的データ）である。このような数値データは行列として取り扱うことができる。**図6.1**にスペクトルの行列表記例を示す。スペクトルは一般的に1つの連続した線として表示されるが，これは各波数に対する吸光度の集合である。1つの試料の吸光度を1行とすることで，多くの試料を測定した場合でも1つの行列に表記することができる。このように，スペクトルを行列に変換することで，多変量のデータとして取り扱うことが可能になる。

2 各種多変量解析法の概要

　分光法の解析では，定性目的と定量目的で用いられる多変量解析法の種類が異なる。定性目的では，主に主成分分析（Principal Component Analysis；PCA）が用いられる。一方，定量目的では，古典的最小二乗法（Classical Least Squares Regression；CLS），主成分回帰（Principal Component Regression；PCR），部分最小二乗法（Partial Least Squares Regression；PLS）の3種類が用いられる。これら4種類の多変量解析法の概要を以下で解説する。

2.1 主成分分析

　主成分分析（PCA）は最も代表的な多変量解析法の1つである。その特徴は，膨大なデータから集合の特性を見出し，データを分類しやすくする点にある。**図6.2**に，例として2つの変量（テストAとテストBの点数プロット）のPCAの概念図を示す。この図のような分布をしている場合，集団で最もバラつきが大きい方向（情報の欠落を最小にする方向）に最初に軸を引き，これを第一主成分（PC1）とする。ここでのPC1はテスト全体の出来不出来を示す軸になる。PC1のみでは他のバラつき情報が失われるため，PC1に直交して集団の重心を通る軸を引き，これを第二主成分（PC2）とする。ここでのPC2はテストAとテストBの得意不得意を示す軸になる。PC1とPC2を設定したら，PC1が水平となるように座標を変換することで，各軸の情報が点数からスコアに変換される。このスコアに変換された座標系の図をスコアプロットという。このスコアプロットの分布は各データ間の類似度を示すため，位置関係から集合のデータを分類することは容易である。

　このように，PCAでは集団のバラつきに着目して軸を引くことから，情報の損失を最小限に抑えつつもデータ分類が容易になる。一方，スコアに物理的な意味が付加されるとは限らない点に注意が必要である。

2.2 古典的最小二乗法

　古典的最小二乗法（CLS）は，スペクトルの各波数における吸光度を試料に含有される各成分スペクトルの和で表すスペクトル検量法である。また，各成分スペクトルは濃度に比例するというランベルト・ベール則（式6.1）に基づいている。

$$A = -\log_{10} T = \varepsilon \times C \times l \tag{式6.1}$$

A：吸光度，T：透過率，ε：モル吸光係数，C：モル濃度，l：光路長

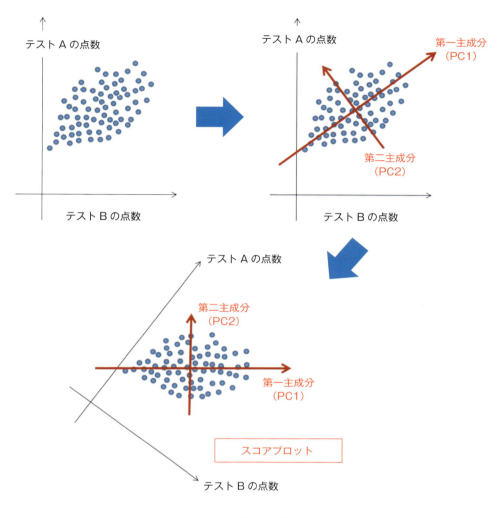

図 6.2　PCA の概念図

図 6.3 に CLS の模式図を示す。

CLS は濃度とモル吸光係数の積であることから，式 6.1 と同様にランベルト・ベール則に基づいたモデルであることがわかる（式 6.2）。

$$A = C\varepsilon + E \tag{式 6.2}$$

A：スペクトル行列，C：濃度行列，ε：モル吸光係数行列，E：誤差行列

CLS では誤差 E が最小になるように係数 ε を算出する。そのため，濃度 C は試料に含有されるすべての成分の濃度情報が既知である必要がある。ここで算出されるモル吸光係数 ε は含有される試料各々の純品スペクトルである。

このように，CLS ではランベルト・ベール則に基づいたモデルのため，物理的な意味が明確になっており，含有成分の純品スペクトルが得られる点が大きな利点となる。一方，吸

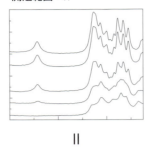

図 6.3 CLS の模式図

収を示す全成分の濃度が既知でなければならず，含有される成分数を誤るとモデルの精度が大きく低下する点が欠点となる．また，含有成分の一部が反応するなどしてピークシフトが起こる試料も，スペクトル形状が変化するためモデルに用いることができない点に注意が必要である．

2.3 主成分回帰

　主成分回帰（PCR）は，PCA によって求められたスコアを用いて含有成分の濃度を回帰する検量モデルであり，最もよく実用的に使用されるスペクトル検量法である．含有成分の濃度を回帰するには，逆最小二乗法（Inverse Least Squares Regression；ILS）を用いる．ILS の模式図を**図 6.4** に示す．

　ILS では，試料に含有される各成分の濃度がスペクトルの吸光度に比例するというモデルを用いており，式 6.2 のスペクトルと濃度の位置を入れ替えただけの式から逆ランベルト・ベール則ともいわれる（式 6.3）[2]．

$$C = AP + E \tag{式 6.3}$$

　　C：濃度行列，A：スペクトル行列，P：検量係数行列（$=\varepsilon^{-1}$），E：誤差行列

ILS では CLS と同様に誤差 E が最小になるように係数 P を算出する．ここでは，着目しない成分の濃度情報は必要ないことが大きな利点である．一方，必要なスペクトルの数が測定範囲の数よりも多くなければモデルが成り立たない点に注意が必要である．

　PCR では，ILS における"スペクトル数 × 測定範囲数"で構成されたスペクトル行列

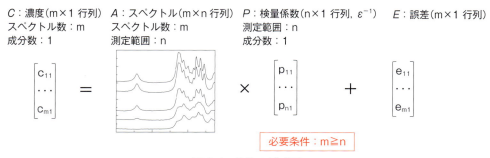

図 6.4　ILS の模式図

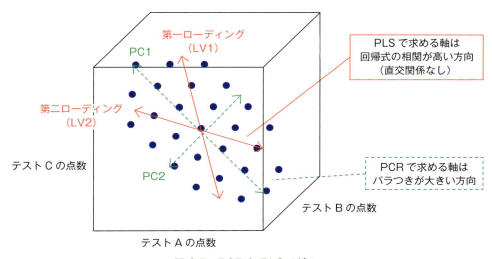

図 6.5　PCR と PLS の違い

を，"スペクトル数 × 主成分スコア"に置きかえてモデルを作成する。これにより，スペクトル行列が ILS を成立する条件を常に満たし，さらに PCA の特性を活かすことでスペクトル全体の情報を用いる多変量解析法の特徴を活かすことができる。

このように，PCR では PCA の特徴からスペクトル全体の情報を利用でき，ILS の特徴から着目成分の濃度情報がわかれば検量モデルが作成できる点が大きな利点となる。一方，ノイズが大きい（SN 比が悪い）スペクトルの解析ではモデルの精度が低下する点が欠点となる。この欠点をある程度回避できる方法として，PLS が知られている。

2.4　部分最小二乗法

部分最小二乗法（PLS）は，濃度情報に対して強い相関をもつ特徴を反復計算から求め，得られたスコアを用いて含有成分の濃度を回帰する検量モデルであり，PCR と並んで最もよく実用的に使用されるスペクトル検量法である。PLS と PCR は，いずれも得られたスコアから ILS を用いるモデルであるが，スコアの求め方に大きな違いがある**（図 6.5）**。PCR では集団で最もバラつきが大きい方向に軸を引くが，PLS では最も相関が高くなる方向に

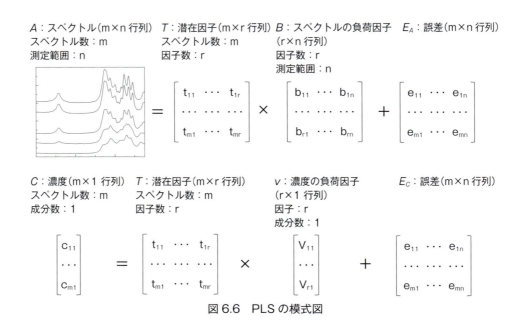

図 6.6　PLS の模式図

軸を引く。軸の名称も異なり，PCR では PC 1, PC 2 としていたが PLS では第一ローディング（LV 1），LV 2, LV 3, …という。LV 2 以降の軸の引き方も異なり，PCR では PC 1 の直交方向に PC 2 を引いていたが，PLS では直交方向に限らず LV 1 の次に相関が高くなる方向に LV 2 を引く。以降，LV 3, LV 4, …と反復計算をしてスコアを算出する。

PLS の模式図を図 6.6 に示す。PLS ではスペクトル A と濃度 C を独立してモデル化することで，それぞれの誤差 E_A, E_C を独立させていることが最大の特徴である。そのため，PCR に比べてランダムなノイズ成分の影響を受けにくく，高い相関が得られやすい点が利点となる。一方，スペクトル強度が濃度に対して非線形的に変化するようなシステマティックな誤差を抱えている場合には，PCR よりも悪い結果が得られる欠点がある。また，過剰な数の主成分を使って得られた回帰モデルの相関が低下するオーバーフィットと呼ばれる現象にも注意が必要である。

2.5 Moving Window Partial Least Squares Regression

一般に，PLS 検量モデルを作成する場合にはスペクトルの全領域を使用するよりも，ある特定の領域を部分的に使用した方がより良い決定係数を得ることができることが知られている。ここでは，長谷川らが提案した Moving Window Partial Least Squares Regression（MWPLSR）の概要を紹介する[3]。

MWPLSR は，通常の PLS よりも優れた検量モデルを構築するために，必要な情報を含む領域を選び出して計算領域として使用する手法である。選択基準として，平方平均二乗誤差（Root Mean Squares Error of Prediction；RMSEP）を用いており，最も RMSEP が小さくなる領域を選択する。図 6.7 に MWPLSR の概念図を示す。まず，初期走査として測定したスペクトル領域全体を走査する。このとき，RMSEP が小さい計算領域（窓）を見つけ

■第6章■
多変量解析法（ケモメトリックス）

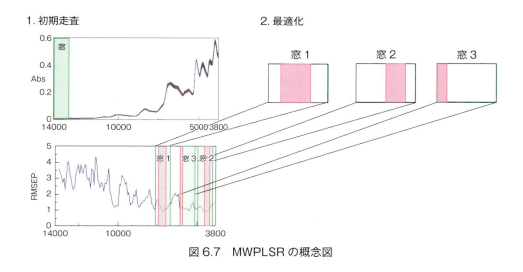

図 6.7　MWPLSR の概念図

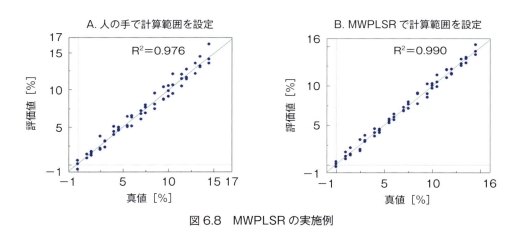

図 6.8　MWPLSR の実施例

ていく．次に，窓の最適化を実施する．初期走査で見つけた窓の位置を基準として，RMSEP がさらに小さくなるように計算領域（窓の大きさ）を適切な範囲に設定する．その後，得られた計算領域を用いて PLS 検量モデルを作成する．

この MWPLSR の実例として，**図 6.8** にデンプンと糖の混合物の糖定量の結果を示す．人の手で計算領域を設定した結果と，MWPLSR を用いて計算領域を設定した結果を比較すると，MWPLSR を用いたときの方が高い決定係数 R^2 が得られている．

3 分析化学における多変量解析法の活用

多変量解析法を用いる主な目的は，定性分析と定量分析の2つである．定性分析では，主に主成分分析（PCA）が用いられる．一方，定量分析では，主成分回帰（PCR）と，部分最小二乗法（PLS）の2種類が最も実用的に用いられる．また，スペクトルデータを行列と

して扱うことで，多変量解析法が可能になる。

　PCAの解析例では，NIR分光法を用いた不正薬物の識別例を示す。各種不正薬物のNIRスペクトルを測定してPCAを用いることで，各々の薬物をグループ分けしている。PCRの解析例では，IR分光法を用いた酒類のアルコール度数定量結果を紹介する。0%から100%に濃度を段階的に調整したエタノール水溶液を用いてPCR検量モデルを作成している。PLSの解析例では，NIR分光法を用いた，食品中のタンパク質濃度定量を紹介する。また，PLSを用いる際に，スペクトル全領域を用いるよりも特定の領域を用いる方がより良い決定係数（相関係数Rの2乗値）を得られることが多くなることが知られており，これらの手法と実施例も併せて紹介する[3]。

　なお，医薬品に対するNIR分光法と多変量解析法を組み合わせた分析事例は，打錠工程や顆粒製造工程における実施例が成書でも解説されている[4,5]。そちらも参照されたい。

3.1 定性分析の事例

　多変量解析法の定性分析（グループ分け）事例として，近赤外分光装置を用いた不正薬物の簡易識別方法を紹介する。多変量解析法はPCAを使用した。測定は多目的フーリエ変換近赤外分光光度計（FTNIR）に反射測定ユニットを装着して実施した（**図6.9**）。サンプリングには，錠剤測定ホルダーや粉末測定ホルダーを使用した（**図6.10，6.11**）。

　測定サンプルとしてAP（アンフェタミン）系2種，MDMA（通称エクスタシー）系8種，MA（メタフェタミン）系4種，MDA（通称ラブドラッグ）系5種の合計19種の錠剤を使用した。測定した違法薬物サンプルのスペクトル例を**図6.12**に示す。縦軸は吸光度（Abs），横軸は波数（Wavenumber）を示しており，スペクトルは見やすくするために縦軸方向にスライドしたオフセット表示をしている。上から順番に，MA，AP，MDMA，MDAのスペクトルを表示しており，スペクトルのみでも形状の変化している部分（約4500 cm^{-1}，約6000 cm^{-1}の図6.12中の赤部分）に着目するだけでも簡易的に識別することができる。これらのスペクトルを，PCAを用いて解析した結果を図示したものが**図6.13**

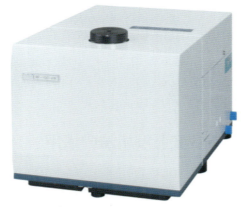

図6.9　多目的FTNIR＋反射測定ユニットの一例（JASCO製）

■第6章■
多変量解析法(ケモメトリックス)

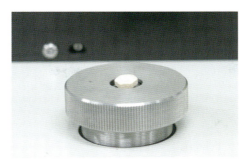

図 6.10 錠剤測定ホルダーの一例

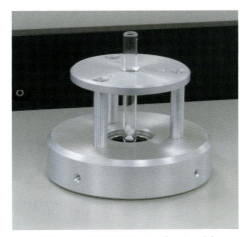

図 6.11 粉末測定ホルダーの一例

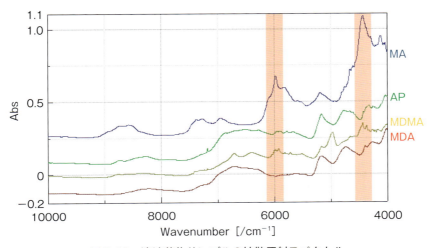

図 6.12 違法薬物サンプルの拡散反射スペクトル

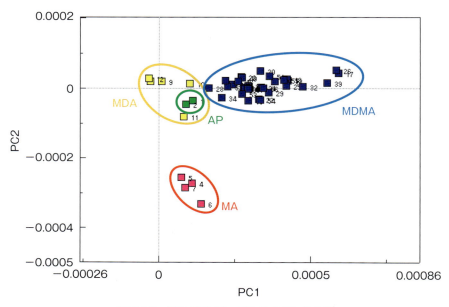

図6.13　違法薬物サンプルのPCAの結果

であり，横軸は第一主成分（PC 1），縦軸は第二主成分（PC 2）を示している。この図から，PC 1によりMDMAとそれ以外のグループ分けが行われ，PC 2によりMAが分離されることがわかる。このように，各サンプルの特徴から算出されたPC 1とPC 2により，サンプルの種類がグループ分けされ，グループが可視化されていることがわかる。なお，PC 1とPC 2には必ずしも物理的な意味が付与されるわけではない点に注意する必要がある。

3.2 定量分析（PCR）の事例

多変量解析法の定量分析事例として，赤外分光光度計を用いた酒類アルコール度数の評価方法を紹介する。多変量解析法はPCRを使用しており，PCRで検量モデルを作成した後，市販酒類のアルコール度数を定量した。測定はフーリエ変換赤外分光光度計（FTIR）に1回反射ATR（全反射）ユニット**（図6.14）**を装着して実施した。サンプリングは，1回反射ATRユニットのプリズム上にサンプルを滴下することで実施した。

検量モデルを作成したサンプルとして，エタノール水溶液（0%，10%，20%，30%，40%，50%，100%）を使用した。測定したエタノール水溶液のスペクトルの一部を**図6.15**に示す。図示したのは，0%，20%，40%，100%エタノール水溶液のスペクトルである。縦軸はAbs，横軸はWavenumberを示している。エタノール水溶液の濃度変化によって，領域Ⅰ（3740 cm^{-1}〜3014 cm^{-1}）と領域Ⅱ（1800 cm^{-1}〜933 cm^{-1}）のスペクトル形状が変化することが確認できる。エタノール水溶液の一次微分スペクトルを使用し，計算範囲を領域Ⅰと領域Ⅱに設定することで得られたPCR検量モデルを**図6.16**に示す。横軸は真値（既知の数値），縦軸は評価値を示しており，決定係数$R^2=0.9996$と高い相関を示すことがわかる。

第6章
多変量解析法（ケモメトリックス）

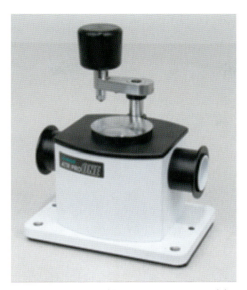

図6.14　1回反射ATRユニットの一例

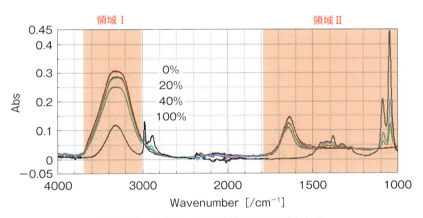

図6.15　エタノール水溶液のIRスペクトル

　次に，図6.16で得られたPCR検量モデルを使用して，市販酒類のエタノール濃度定量を試みた。測定サンプルとして，ウイスキー，泡盛，日本酒，缶ビールを使用した。これらのサンプルを測定したスペクトルを**図6.17**に示す。酒類の種類によって，スペクトル形状が変化することがわかる。これらのスペクトルにPCR検量モデルを使用して，得られた評価値を**表6.1**に示す。いずれの酒類も，ラベル表示に近い評価値が得られている。

3.3　定量分析（PLS）の事例

　近赤外分光光度計を用いた食品中のタンパク質濃度分析を多変量解析法により行った定量分析事例を紹介する。多変量解析法はPLSを使用しており，数種類の食品からPLSで検量モデルを作成した。測定サンプルとして，タンパク質を含有する食品を6種使用した。食品

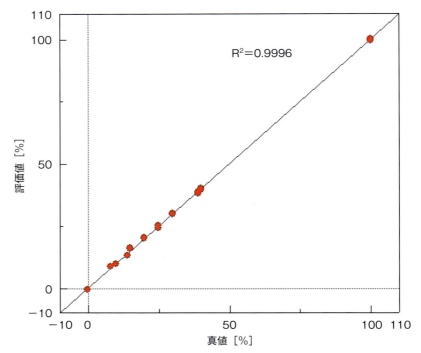

図6.16 エタノール濃度のPCR検量モデル

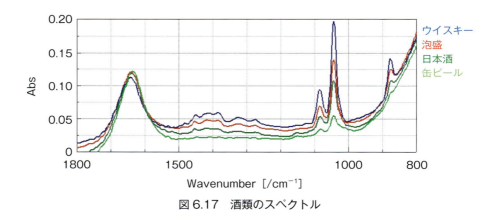

図6.17 酒類のスペクトル

表6.1 市販酒類のアルコール度数定量結果

酒類	ラベル表示 [%] （アルコール度数）	評価値
ウイスキー	39.0	38.5
泡盛	25.0	22.4
日本酒	15.0	15.1
缶ビール	5.0	5.0

第 6 章
多変量解析法(ケモメトリックス)

表 6.2　食品中のタンパク質含有量

食品名	タンパク質含有量 [%]（ラベル表示値）
ゴーダチーズ	18.0
ナチュラルチーズ	28.0
ウスターソース	0.9
ヨーグルト	4.2
豆乳ヨーグルト	4.0
味噌	10.0

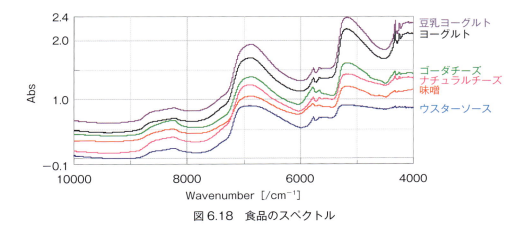

図 6.18　食品のスペクトル

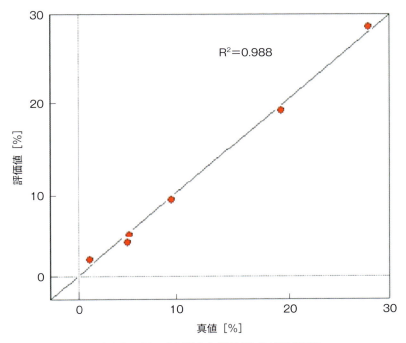

図 6.19　タンパク質含有量の PLS 検量モデル

名と食品ラベルに表示されたタンパク質含有量を**表6.2**に示す．また，これらのサンプルを測定した結果を，**図6.18**に示す．縦軸はAbs，横軸はWavenumberを示しており，スペクトルはオフセット表示している．スペクトルは6本すべて類似しているが，わずかな形状の差異も確認できる．これらのスペクトルを使用してPLS検量モデルを作成した結果を**図6.19**に示す．決定係数$R^2=0.988$という値が得られており，このことから，種類の違うサンプルを使用しても問題なく検量モデルを作成できることがわかる．

参考文献

1) 尾崎幸洋編著，近赤外分光，株式会社講談社サイエンティフィク（2015）
2) 長谷川健，スペクトル定量分析，株式会社講談社サイエンティフィク（2005）
3) 長谷川健，尾崎幸洋：ケモメトリックス法の新展開，分析化学，54（1），1-26（2005）
4) 尾崎幸洋編著，近赤外分光法，講談社サイエンティフィク（2015）
5) 尾崎幸洋編著，近赤外分光法，アイピーシー（1998）

解説

一次微分スペクトル

　一次微分では関数の極値を示す変数の位置がゼロとなる。このため，一次微分スペクトルでは縦軸がゼロとなる波数位置が元のスペクトルのピーク波数となる。この仕組みを活用することで一次微分スペクトルを用いるとスペクトルのピーク波数位置を精度良く求めることができる。

医薬品錠剤の断面評価について

　医薬品錠剤の内部における分散状態評価や表面コーティングの状態評価を行う際は，内部断面の切り出し処理（前処理）が必要となる場合がある。たとえば，医薬品錠剤はバリデートされた製造工程であっても，予期せぬ製造時のトラブルにより錠剤内の有効成分などの錠剤構成成分の分布状態に変化を与える可能性が考えられる。また近年，国際的に問題となっている偽造医薬品は，有効成分が添加されていないものや不正な成分が混入しているものもあり，偽造医薬品の構成成分分布は正規品とは異なっていると考えられる。このような観点から錠剤構成成分の分布状態を調べるために錠剤断面を評価することは非常に重要なテーマとなっている。

医薬品錠剤の断面出しの必要性

　赤外分光法で医薬品錠剤の内部情報を検出したい場合，断面出し処理が必須である。また，共焦点光学系を有する，Z方向（深さ方向）に非破壊測定が可能な顕微ラマン分光法においても，励起光が透過しにくい試料においては照射光の吸収，表面散乱反射などの影響で試料内部の測定が困難となる場合がある。このようなときはやはりラマン測定においても断面切り出しの前処理を必要とする。

インターフェログラム

　干渉波形ともいう。さまざまな変調周波数が干渉しあった信号のこと。横軸の光路差 x は移動鏡の速度 v と移動時間 t から $x=2vt$ と定義されるので，干渉波形は時間軸の関数ともいえる。

干渉計

　　光源から出射された光の位相を変調させる装置。フーリエ変換赤外分光光度計（FTIR）では干渉計が搭載されている。

空間分解

　　ある空間を測定する際に，近接する2ヵ所から得られる信号を独立した2つのものとして見分けることが可能な最小距離を空間分解と呼ぶ。

結合二重上位準位構造

　　結合した2本のレーザー上位準位で構成される量子カスケードレーザーの活性層構造。ほとんど温度に依存しないレーザー特性やテラヘルツに対する高い非線形感受率など，量子カスケードレーザーにこれまでにはない新しい機能を付加することができる。

検出器

　　赤外分光光度計では種々の検出器が用いられている。用途，感度，検出波長などを考慮して使い分けている。

光源部

　　赤外分光法では，一般的には温度千数百度のセラミクス光源が用いられる。

ゴーレイセル

　　赤外からテラヘルツ領域における検出器。室温動作で高感度，波長依存性がないのが特徴である。気体が赤外線の吸収により膨張し，その圧力で赤外線吸収膜が変形することを検出している。

コヒーレント

　　波動において各位相に相関がある，すなわち位相が揃っていることをコヒーレントであるという。一般的に，レーザー光は位相が揃っているためコヒーレントな光源と呼ばれ，一方で白熱ランプなどは無秩序に光を放出

するためインコヒーレントな光源と呼ばれる。

差周波発生

　入射した2つの光の周波数の差の周波数の光が発生する現象。

錠剤成形器

　使用後は付着した試料粉末を全て取り除き，よく洗浄すること。付着残渣から錆が発生することがあるため。防錆コーティングされているものもあるが，基本的には使用後は速やかに洗浄し，デシケータ内で保管することが望ましい。

シングルビームスペクトル

　FTIRの光源からはさまざまな波長の光が放出されており，その光源の波長に関するエネルギー分布を示したものをシングルビームスペクトルと呼ぶ。一般的には，FTIRの試料室に試料を入れずに測定する参照スペクトルをシングルビームスペクトルと呼び，別称としてエネルギースペクトル，パワースペクトルといった呼称も存在する。

倍音，結合音

　倍音は分子が基準振動の倍の振動エネルギーレベルまで励起したことにより生じた吸収のこと。結合音は二つの分子振動モードが相互作用して生じた吸収のこと。基準振動では著しく強い吸収強度を示すOH基，NH基などは，特に定量分析においては近赤外領域の倍音，結合音の方が取り扱いやすい場合がある。

波数（単位 cm^{-1}）

　定義は波長の逆数。言い換えれば1 cm当たりの赤外線の波の数。単位 cm^{-1} は，日本ではカイザーと呼ばれていたが，現在はウェーブナンバーなどと呼ぶ，または波数2850などと呼び，単位は呼ばないことが推奨されつつある。

半導体量子井戸構造

結晶成長法により作製された，厚さ nm オーダーの薄膜の多層構造。この中では電子は自由なエネルギー状態をとることができず，離散的に飛び飛びのエネルギー状態（サブバンド）だけを取ることができる。

ビームスプリッター

半透鏡ともいう。入射された光を半分は透過，半分は反射させることで光を二分する素子。

非線形光学効果

非線形光学物質に光が入射した際に起こる光学現象の総称。差周波発生，高調波発生，非線形屈折率変化，光パラメトリック効果などが知られている。

フーリエ変換

時間軸の関数を周波数の関数に変換する数学的処理。フーリエ変換赤外分光光度計（FTIR）では時間軸のインターフェログラムを周波数分離（波数分離）する際にフーリエ変換を用いている。FTIR は回折格子などを用いての物理的手法で光を分光することはしておらず，計算処理により波数情報を得ている。

フーリエ変換赤外分光法の利点

①スループットが高い。入射光束を有効利用できるため。
②測定時間が速い。全波数を同時測定できるため。
③波数分解能が高い。移動鏡の移動距離を伸ばすことで隣接した波数の光を分離できるため。
④波数精度が高い。レーザー干渉波によるインターフェログラムの高精度サンプリングが可能なため。

溶媒蒸発法

結晶作製方法の一種。時間経過とともに溶液中の溶媒が蒸発し溶液の濃度が上昇することで過飽和溶液となることを利用した結晶析出方法。

KBr プレート法

　現状，日本薬局方には収載されていないが，KBr 錠剤法における吸湿の影響（波形の変化や水 OH 基の妨害など）やペースト法におけるヌジョールの CH 基の妨害を回避できる，透過法測定の一手法。ただし試料の粒径や分散状態によっては散乱の影響が強くなることがある。この場合，縦軸は鈍化することがあることに注意を要する。なお，検出波数は KBr 錠剤法，ペースト法と差異はない。

TGS 検出器

　多くの FTIR では，赤外光を受光することで生じる温度変化を電気信号に変換する焦電型検出器を使用しており，中でも最も一般的に利用されているものは，硫酸三グリシン（trigliycine sulfate, TGS）検出器である。TGS 検出器には，TGS に L-アラニンをドープした LATGS，水素を重水素に置換した DTGS，その両方を施した DLATGS などの種類がある。

索　引

ア行

アパーチャ（径）	42,155
アポダイゼーション関数	76,77
アルゴンイオンレーザー	36
アンチストークスラマン散乱	34,35,42,83
異常分散	16,18,21,22,23,24
一次微分スペクトル	161
一般試験法	5,10,20,26,29,78,87
イメージング	147
インターフェログラム	1,72,76,77
宇宙線	44
液膜法	7,8,11
エバネッセント波	15,137
遠赤外分光法	111,121
欧州薬局方	25
音響光学可変波長フィルタ	93

カ行

回帰分析	51
拡散反射	94,98,105
加算的散乱因子	97
加成性	41
稼働時性能確認	29
稼働性能確認	29
干渉縞	5
含量均一性	158
キーバンド	50
偽陰性	40
規格試験（法）	23,24
規格及び試験方法	88
基準振動	37,45,46,64,86
気体セル法	10
逆最小二乗法	174
偽陽性	40
共鳴ラマン効果	58
近赤外分光法	91
空間分解能	42,52,67,68,69,70,72,73,85
グリーンレーザー	36
グレーティング	68,69
クロスバリデーション	25
蛍光	38,41
蛍光退色	42,36
蛍光補正	39,40,41,65,69
結合音	91
結晶格子振動	80,112
結晶レジボアシステム	158
ケミカルイメージング	155
ケモメトリックス	91,171
減衰全反射（法）	15,20,24
減衰全反射テラヘルツ分光法	136
顕微アパーチャ径	52,70
顕微近赤外分光法	155
顕微赤外分光法	11
顕微赤外分光光度計	168
顕微分光法	155
顕微ラマンイメージング	52,53,54,55,58
検量モデル	51,52,55
後方散乱配置	54,59,61,73,74
古典的最小二乗法	172
混合スペクトル	47
コンタミネーション	4,11,18,19,20

サ行

差周波発生法	116

三角形関数	77
参照スペクトル	6, 24, 29
時間領域分光法	113
シグナルノイズ比	43
指紋スペクトル	112
主成分回帰	51, 172, 177
主成分分析	51, 52, 172, 177
重要分析パラメータ	74
錠剤法	2, 3, 4, 5, 11, 12, 13, 14, 15, 20, 24
乗算的散乱因子	97
乗算的散乱補正	96
振動子モデル	121
深紫外レーザー	56
据付時確認	29
スコア散布図	59, 32
ストークス（ラマン散乱）	34, 35, 83
スライサー	165
赤外分光法	1, 26
赤外吸収スペクトル	2, 3, 5, 9
赤外吸収スペクトル法	20, 23, 24, 29
赤外活性	37, 87
赤外分光光度計	1, 12, 22, 25
設計確認	29
前方散乱	33, 58, 65
前方散乱（型）配置	54, 55, 56, 57, 73, 74
全反射	137
双極子モーメント	37
測光モード	58
測定モード	64, 65, 66, 71

タ行

第一倍音	155
多変量解析	91, 171
多変量カーブ分解	52
単回帰分析	50

単色テラヘルツ分光測定法	114
長方形関数	77
ディップ	142
テラヘルツ時間領域分光法	114
テラヘルツ分光法	111, 113, 114, 120, 122
テラヘルツ連続波分光法	114
電磁波	111, 112
透過法	2, 15, 21, 22, 23, 24, 25
透過（型）ラマン	54, 58, 74
透過スペクトル	2, 5, 11, 16, 21, 22, 23, 24, 25
透過率	24
特性吸収	36, 94

ナ行

二次元相関分光法	33, 91
日本薬局方	4, 5, 10, 12, 20, 24, 26, 28, 122
ヌジョール法	5, 12, 13
ノッチフィルター	35

ハ行

倍音	91
薄膜法	7, 8
波数精度	72, 74
波数分解能	72, 74, 76
バックグラウンド錠剤	3, 4
バリデーション	12, 24, 25, 28, 41, 89, 158
バルク測定	58, 72, 73
反射率	24
半導体レーザー	36
ビーム径	155
標準スペクトル	47
標準正規変量	96

フィッシュボーン図	64, 65
フーリエ変換赤外分光光度計	1
フーリエ変換ラマン分光計	72
フォトブリーチング	76
フォノン振動	80, 112
複素屈折率	114, 137
部分最小二乗法	51, 177
プレート法	12, 13, 14, 15
分極率	38
分光イメージング	155
分散型ラマン分光器	64, 72
分析パラメータ	74
平方平均二乗誤差	176
ペースト法	5, 6, 7, 8, 9, 11, 14
ベースラインシフト	38, 39, 40
ベースライン補正	97, 99
ヘリウムカドミウムレーザー	36
ポンプ・プローブ法	137

マ行

マイケルソン型干渉計	1, 2
マクロ測定	34, 45, 55, 66
もぐり込み深さ	15, 16, 20, 21, 22, 24

ヤ行

要因分析図	64, 65, 74
溶液法	10
予測スペクトル	161

ラ行

ラマンシフト	34, 35, 36, 38, 39, 40, 41, 45, 46, 47, 49, 71, 80, 81, 84
ラマン活性	36, 37, 38, 87
ラマン散乱強度	40, 41, 42, 45, 65, 66, 67, 68, 70, 72, 74, 75, 76, 80, 89
ラマン分光法	33, 36, 37, 41 42, 44, 46, 47, 48, 64, 65, 86, 87
ランベルト・ベール則	47, 64, 96, 172, 173
リップル	77
流動パラフィン	2, 5, 6, 7
量子カスケードレーザー	144
りん光	38
励起レーザー	36
レイリー散乱（光）	33, 34, 35, 36, 45, 71, 81, 83, 84, 85, 86
連続生産	87, 91
ローディングプロット	161
露光時間	66

欧文

Acousto-Optic Tunable Filter	93
Analytical Parameter	74
AOTF	93
AP	74
ATR（測定）法	15, 16, 17, 18, 20, 22, 23, 24, 25, 132
ATR テラヘルツ分光法	136, 139
CAP	74
CH 結合音	156
CH 第二倍音	106
CH 第一倍音	105
CH 伸縮振動	7, 8
CH 倍音	156
CH 変角振動	106
Classical Least Squares	47, 51, 172
CLS	47, 51, 172
cos 関数	77
Critical Analytical Parameter	74
Design Qualification	29
Deuterated triglycine sulfate	118
DFG	117

索引

Difference Frequency Generation	117	NIR 分光法	91, 111, 178
DQ	29	OH 伸縮振動	3
DSF 方式	85	Operation Qualification	29
DTGS 検出器	118	OQ	29
Dual Spatial Filtration 方式	85	Partial Least Squares	47, 51, 172
EP	25	PAT	91
FTIR	129	PCA	52, 172, 177
FT ラマン	72	PCR	47, 51, 172, 177, 180
ICH	91, 111	Performance Qualification	29
ILS	174	PLS	47, 51, 172
InGaAs 検出器	42, 65, 69, 80	PQ	29
Installation Qualification	29	Principal Component Regressions	47, 51, 172
Inverse Least Squares Regression	174	QCL	144
IQ	29	RMSEP	176
IR 分光法	178	Root Mean Squares Error of Prediction	176
JIS	25	SN 比	70, 74
KBr 錠剤法	3, 11, 12, 13, 14, 15	SNV	96
KRS-5	9, 10	Standard Normal Variate	96
MCR	52	TDS	113
Moving Window Partial Least Squares Regression	176	Time Domain Spectroscopy	113
MSC	97	YAG レーザー	36
Multivariate Curve Resolution	52	ZeS（硫化亜鉛）	9, 10
Multivariate Scattering Correlation	97	ZnSe（セレン化亜鉛）	9, 10
MWPLSR	176		

製剤開発、品質・プロセス管理のための
赤外・ラマンスペクトル測定法

定価　本体10,000円（税別）

2019年 9月25日　発　行

監　修　　坂本　知昭
　　　　　（さかもと）（ともあき）

発行人　　武田　正一郎

発行所　　株式会社　じほう
　　　　　101-8421　東京都千代田区神田猿楽町1-5-15（猿楽町SSビル）
　　　　　電話　編集 03-3233-6361　販売 03-3233-6333
　　　　　振替　00190-0-900481
　　　　　＜大阪支局＞
　　　　　541-0044　大阪市中央区伏見町2-1-1（三井住友銀行高麗橋ビル）
　　　　　電話　06-6231-7061

組版・印刷　三美印刷(株)

©2019
Printed in Japan

本書の複写にかかる複製，上映，譲渡，公衆送信（送信可能化を含む）の各権利は株式会社じほうが管理の委託を受けています。

JCOPY ＜出版者著作権管理機構　委託出版物＞
本書の無断複製は著作権法上での例外を除き禁じられています。
複製される場合は，そのつど事前に，出版者著作権管理機構（電話 03-5244-5088，FAX 03-5244-5089，e-mail：info@jcopy.or.jp）の許諾を得てください。

万一落丁，乱丁の場合は，お取替えいたします。
ISBN 978-4-8407-5220-6